Impressum

© Mackingerverlag
5101 Bergheim bei Salzburg / Austria
www.mackingerverlag.at
herbert@mackingerverlag.at

Umschlaggestaltung und alle Fotos: Herbert Mackinger

ISBN 978-3-902964-12-0
(auch als E-Book erhältlich: ISBN 978-3-902964-13-7)

Clemens Bergh

Die Selbstbehandlung von Ängsten und Depressionen

Analysen, Vorgehen, Beispiele

MACKINGERVERLAG

Vorwort des Verlages

Das Wissen zur Behandlung von Ängsten und Depressionen hat deutlich zugenommen, parallel dazu auch die Bereitschaft der betroffenen Menschen, nun doch etwas dagegen zu unternehmen.

Während unser Bestseller *Wege aus dem Irrgarten der Gefühle* von Clemens Bergh wichtige Grundlagen liefert, können wir Ihnen heute ein Buch vorstellen, das sich sehr direkt mit der Behandlung von Angstzuständen (in seinen zahlreichen Varianten) sowie der unterschiedlichen Depressionsformen befasst.

Wiederum konnten wir Dr. Bergh gewinnen, seine praktischen Erfahrungen an unsere Leserinnen und Leser — an Sie — weiterzugeben.

Natürlich schließen wir uns gerne seinem optimistischen Credo „Es ist machbar!“ an und wünschen viel Erfolg.

Die positiven Rückmeldungen haben uns überzeugt, die Originalversion im Kern unverändert beizubehalten, lediglich Tippfehler und so manche Beistrichsetzung wurden korrigiert. Ich danke natürlich den Lesern für die mit freundlichem Augenzwinkern abgegebebeb Hinweise.

Mit freundlichen Grüßen

Herbert Mackinger

INHALTSVERZEICHNIS

EINLEITUNG

Schön, dich hier zu treffen!

Ich habe mich bemüht, meine Erfahrungen möglichst klar zu Papier zu bringen. Vielleicht gelingt uns beiden jetzt in gemeinsamer Anstrengung, was dir schon länger ein Anliegen zu sein scheint.

Solltest du beim Kauf dieses Buches nicht an dich selbst, sondern an jemand anderen gedacht haben — an Probleme eigener Kinder, an Freunde oder Freundinnen etc. – dann haben wir letztlich doch wieder die gleichen Anliegen: **Es geht darum, das Leben besser zu meistern, indem wir Ängste oder Depressionen – wahrscheinlich sogar beides zusammen – unter Kontrolle bringen.**

Grundsätzlich sind solche Schritte im Alleingang möglich – das wollen wir hiermit ja auch in Angriff nehmen. Allerdings möchte ich die Alternative – eine/n TherapeutIn aufzusuchen – nicht ausschließen. Ich denke, dass du allein mit der Lektüre dieses Buches Einblicke gewinnen kannst, um besser abschätzen zu können, wie sehr du selbst die Lösung (zumindest Linderung) des Problems versuchen möchtest.

Mir ist schon klar: Es ist leichter, über psychische Probleme zu schreiben, als mit ihnen zu leben. Das heißt mit anderen Worten: Die konsequente Umsetzung therapeutischer Schritte bedeutet durchaus einen persönlichen Einsatz. Es geht nicht einfach nur nebenbei. Einmal durchlesen genügt nicht, man muss es sich „erarbeiten“, d. h. sich selbst genau *beobachten*, vielleicht mithilfe tagebuchartiger Aufzeichnungen etwas an dir selbst *entdecken*, was du bisher ein wenig zur Seite geschoben hast.

Dann heißt es auch *üben*. Üben kann bedeuten: Zu Hause am Schreibtisch, wenn man Gedanken niederschreibt, aber auch, indem ich mich „unter die Leute“ begebe.

Was bestimmt von Vorteil wäre: Solltest du eine gute Freundin oder einen guten Freund haben, der oder dem du vertraust, dann würde es das Durcharbeiten des Textes, die Analyse des eigenen Verhaltens, die Planung und Durchführung von Übungen durch zusätzliche Motivation, Stützung sowie durch neue Ideen bestimmt erleichtern.

Das alles trifft auf Angstzustände wie auf depressive Zustände gleichermaßen zu. Häufig sind Ängste und Depressionen ohnedies „verschwistert“ – was es auch mit sich bringt, dass eine Bewältigung der einen Belastung auch gleichzeitig eine Linderung der anderen bewirken sollte.

Ausdrücklich möchte ich darauf hinweisen, dass aus Platzgründen in diesem Buch **Zwänge** nicht abgehandelt werden können.

Sollte dir die persönliche Belastung gelegentlich über den Kopf wachsen, dann ist natürlich eine **fachärztliche Abklärung** angezeigt. Das bedeutet nicht automatisch „Medikamente“ (obwohl ich selbst *kein grundsätzlicher* Gegner von Medikamenten bin). Vielleicht ergibt eine ärztliche Untersuchung Ursachen, die ich von hier aus natürlich nicht erkennen kann: Es gibt eine Reihe möglicher körperlicher Ursachen für Ängste und Depressionen, und einen einmaligen „Check“ sehe ich als wichtige Voraussetzung für den Einstieg in eine Therapie an. Das Wissen darüber, körperlich gesund zu sein, ist der ideale Ausgangspunkt, initiativ zu werden und die Ärmel hochzukrempeln.

Dafür habe ich mich bemüht, und dafür wünsche ich dir jetzt gutes Gelingen.

Clemens Bergh

ZUR SELBSTBEHANDLUNG

Noch ein paar Betrachtungen allgemeiner Art halte ich am Beginn für unerlässlich. Wir sind uns wahrscheinlich rasch darüber einig, dass wir in turbulenten Zeiten leben, sodass eine Frage besonders wichtig wäre, jedoch gegenüber den rasch wechselnden Katastrophenmeldungen ziemlich unter die Räder kommt: *Wie könnte eine Welt aussehen, die wirklich noch dem Menschen entspricht?*

Viele Mitmenschen sind an der Grenze ihrer Belastbarkeit angelangt (Drogen, Burn-out) und vor lauter „Flammenlöschen" durch die (politische) Krisenfeuerwehr bleibt keine Zeit mehr, um an den Einzelnen zu denken.

Mit einer Ausnahme: In der Psychotherapie geht es per definitionem um das Wohlbefinden und die seelische Gesundheit von uns allen.

Darum möchte ich auch im Rahmen einer „Selbsttherapie" an die allererste Stelle den Apell setzen: *Versuche einen Weg zu finden, auf dem du am ehesten das Ziel erreichst, dich selbst zu spüren und zu verwirklichen.*

Ziel Nr. 1: Mensch bleiben!

Wettbewerb auf allen Ebenen: In der Wirtschaft, im beruflichen Alltag, im Sport mit seinen zahlreichen Turnieren und Weltmeisterschaften, „Rankings“ überall, Schönheitswettbewerbe, Winzerköniginnen, „Wettlesen“, Assessment Center, Brustvergrößerungen und Nasenverkleinerungen, lange Bewerberlisten um eine einzige freie Stelle, Einschaltquoten der Sender etc. etc.

Was kommt dabei heraus? Eine Zunahme an Psychopharmakaverbrauch, Anstieg bei Depressionen, Burn-out (und dann wieder zurück in den Wettbewerb) ... Das kommt heraus.

Eine der großen anstehenden Fragen — neben Klimaveränderung, fehlenden Arbeitsplätzen, Migrationsdruck u. a. — lautet: Wie kann der Mensch dabei Mensch bleiben? Wird er letztlich doch mit dem Chip unter der Schädeldecke und dem täglich individuell berechneten Hormoncocktail seine monotonen Arbeitsrunden drehen müssen?

Dieses Buch will kein utopischer Roman sein, sondern sich u. a. mit dem „Menschsein heute“ befassen. Worauf sich mit einem Schlag die Türe weit öffnet: Was heißt das? Wie geht das? Und: **Was macht eigentlich den Menschen aus?** - wenn es nicht sein persönliches Ranking, seine prozentuellen Umsatzsteigerungen oder seine Cholesterinwerte sind? **Es sind wohl seine positiven Gefühle, Sehnsüchte, Erinnerungen, Ängste, Zweifel, Pläne, Hobbys, – bis hin zu Fehlentscheidungen, Eifersüchteleien, Krankheiten etc.**

Jedenfalls ist der Mensch keine Maschine, funktioniert nicht immer nach den Regeln der Logik und Vernunft, macht Fehler, manchmal zu viele, wird deprimiert, zu deprimiert, fürchtet sich, fürchtet sich zu sehr, wird gefürchtet, wird gemieden.

Jetzt sind wir also mittendrin: Dieses Buch will genau an dem Punkt ansetzen, an dem man ahnt: Jetzt wird es mir zu viel, Ängste und Depressionen nehmen überhand. **Wie kann ich die Zügel wieder in die Hand bekommen** und den Karren auf sichere Pfade lenken?

In den letzten Jahrzehnten ist das Wissen über den Menschen, sein bewusstes und unbewusstes Verhalten — Denken, Fühlen, Handeln – enorm angewachsen, sodass sich Psychotherapie als nachweislich wirksame Methode nahezu flächendeckend etablieren konnte. Dieses Expertenwissen wird nun allmählich so aufbereitet, dass es auch „Nicht-PsychologInnen“ zur Selbstanwendung zur Verfügung steht. Begriffe wie Selbstbehandlung, Selbsttherapie, Selbststeuerung stehen für diese Anwendung psychologischen Wissens auf sich selbst.

Selbststeuerung ist nicht neu. Immer schon haben Menschen „sich Mut gemacht“, „sich zusammengerissen“ oder anderen etwas „abgeschaut“. Das funktionierte auch mehr oder weniger gut. Neu sind jetzt z. T. wissenschaftliche Erkenntnisse, die Aufbereitung der Information, u. a. m.

„Neu“ sind aber auch die Menschen, die einen Versuch der Selbstbehandlung wagen. Zum einen können Menschen heute durch ihre insgesamt bessere Bildung auf ein gutes Vorwissen zurückgreifen, parallel dazu hat sich auch die Einstellung zur psychologischen Behandlung deutlich verändert.

Selbstverständlich stehe ich einer psychologischen Selbstbehandlung sehr positiv gegenüber. Trotzdem möchte ich hier betonen, dass ich, der Autor, dich nicht persönlich kenne und möchte dich daher ausdrücklich darauf hinweisen, dass es in deiner Verantwortung liegt, *dich mit einem Arzt oder einer Ärztin zu beraten, ob es nicht doch medizinische (biologische) Ursachen für deine Probleme geben könnte und daher ein anderer Behandlungsweg angezeigt wäre.*

Vielleicht ist es auch so, dass du während der Lektüre zur Entscheidung kommst, externe Psychotherapie in Anspruch zu nehmen. Es könnte sogar sein, dass du schon bei einem Psychotherapeuten bzw. einer Psychotherapeutin in Behandlung bist — du wirst hier trotzdem auch für dich Interessantes finden.

Selbstbehandlung

Die einen lassen sich helfen, die anderen machen es lieber selbst! Das gilt für die Gartenarbeit genauso wie für die Buchhaltung, das Kochen und die Reparatur des Fahrrades. Gut also, dass es (auch) Werkstätten gibt, Restaurants, Steuerberater und Fitnesscenter.

Bei psychologischen Problemen ist es nicht anders: Gott sei Dank gibt es Psychotherapeutinnen – trotzdem kann man aber vieles selbst in die Hand nehmen. Vergiss aber nicht: *Auch wenn du zur Psychotherapeutin/zum Psychotherapeuten gehst, wirst du dich letztlich selbst verändern müssen.*

Also: Es ist auf alle Fälle gut, sich das „Werkzeug" zu erarbeiten bzw. an sich zu arbeiten, um zu einem größeren Wohlbefinden zu gelangen. Für Ängste und Depressionen gibt es hierzu sehr gute Ansätze.

> Selbstbehandlung heißt *nicht*, ein einziges Mal einen aufgetretenen Defekt zu reparieren, sondern sich selbst besser zu kennen, ein Verständnis dafür zu bekommen und die nötige Einstellung zu entwickeln, um sich in Zukunft besser steuern zu können — im „Normalfall" wie in Krisenzeiten.

Jetzt kannst du natürlich einwenden: Ich habe es doch selbst schon so oft probiert, und es hat nicht funktioniert. **Oft liegt der Teufel im Detail.** Darum wird es notwendig sein, dieses Buch *aufmerksam* zu lesen, vielleicht einzelne Abschnitte *wiederholt* durchzugehen, um schließlich eine Erleichterung genießen zu können.

Immer wieder begegnen wir Menschen, die sagen: Ich möchte abnehmen – und dann treffen wir sie mit dem großen

Tortenstück an. Andere meinen, sie würden „rasend gerne" Italienisch sprechen können – aber das Vokabel-Lernen ist ihnen zu mühsam. Es ist ganz leicht zu erkennen: *Wir Menschen täuschen uns selbst ganz gerne.*

Vergiss nicht: Bei dir geht es nicht um Italienisch-Vokabel, sondern um deine ganz *persönliche Befindlichkeit.* Da investierst du an der richtigen Stelle: **Du profitierst möglicherweise für dein ganzes zukünftiges Leben.** Das klingt vielleicht großspurig, ist es aber nicht: Es macht eben einen Unterschied, ob du dich schüchtern und einsam zurückziehst, oder Freunde um dich scharen kannst (Dieses Beispiel klingt zwar nach „Schüchternheit", hat möglicherweise aber viel mit Angst und Depression zu tun).

Wichtig ist es, dass du deinem Anliegen der Bekämpfung von Angst und/oder Depression den richtigen Raum einräumst: Nicht nur zwischendurch (das kannst du mit dem Abwasch oder dem Schuheputzen), sondern *dem Anliegen über einen längeren Zeitraum Priorität einräumen!* Das braucht auch Zeit und Ruhe. Und das mit der „Priorität" ist wichtiger, als es klingt: Daran erkennt man nämlich schon, *für wie wichtig du dich selbst hältst!* Immerhin bist du das Wertvollste, was du besitzt. Denke bitte über diesen Satz nach.

Die „Logik“ des Seelenlebens

Um den Menschen zu verstehen, musst du ein Gefühl für die Logik des Seelenlebens bekommen. Vieles in diesem Buch wird also von der sogenannten *Psycho-Logik* handeln, oder salopper ausgedrückt: Davon, „wie Menschen ticken“. Das unterscheidet sich nämlich deutlich von der in der Schule vermittelten klassischen Logik, die ein richtig („wahr“) oder falsch kennt, und die letztlich auch die „Maschinen-Logik“ ist.

Der Unterschied ist – fürs Erste – ganz einfach erklärt: Wenn du deinem Computer den korrekten Befehl eingibst, Werte in einer Excel-Tabelle zusammenzuzählen, wird er auch wirklich die Summe bilden. Wenn du hingegen deinem kleinen Bruder den „Befehl“ gibst „Schuhe putzen“, dann wird er möglicherweise sagen: „Mach das selbst“, oder „Morgen, jetzt muss ich unbedingt noch …“.

Du kannst das auf zahlreiche Fälle des Alltags anwenden: Wenn eine Mutter eine sehr fleißige Frau ist, dann wird das Kind entweder fleißig *oder auch nicht.* Und wenn ein Vater sehr schweigsam ist, wird das Kind entweder schweigsam *oder auch nicht.* Denn eine Erfahrung sagt: Kinder geraten den Eltern nach („Der Apfel fällt nicht weit vom Stamm!“), eine andere Erfahrung aber sagt: So wie meine Mutter oder wie mein Vater möchte ich auf keinen Fall werden!

Das also ist, kurz gesagt, die „Psycho-Logik“! Details später.

Nicht immer ist es so, dass das Ergebnis so offen bleibt wie eben geschildert. Sehr oft sind – selbst in der Psycho-Welt — Vorhersagen möglich, d. h. **auch das menschliche Verhalten folgt bestimmten Regeln.**

Hier ein paar Beispiele für Regeln, denen z. B. ich folge: „Mein Tag beginnt mit einem guten Frühstück“, oder: „Mein erster Weg führt mich zur Zeitung". So weit wäre mein Verhalten sehr gut vorhersagbar. Irgendwann hat man sich eben ein bestimmtes Verhaltensmuster zurechtgelegt, das zu einer lieben Gewohnheit wurde.

Oft allerdings funktioniert das Seelenleben *ein wenig anders*: Wir kennen das Phänomen, dass eine Fußballmannschaft besser spielt, nachdem einer ihrer Spieler ausgeschlossen wurde; Wir finden Kleider toller, wenn wir mehr Geld dafür bezahlt haben; Wir überschätzen unsere Gewinnchancen im Lotto um ein Vielfaches etc.

Wechseln wir jetzt auf das Terrain der *klinischen Psychologie* – also in jenen Bereich des Verhaltens, das auf verschiedene Art und Weise problematisch sein kann.

Für viele neue Situationen *habe ich möglicherweise noch keine Regeln entwickelt*, und ich bin höchst verunsichert, wie ich mich verhalten sollte.

Manchmal ist das (soziale) Leben so komplex, *dass sich unterschiedliche Regeln in die Quere kommen* oder sich gegenseitig sogar aufheben können. Wenn sich z. B. die Befolgung zweier Regeln widerspricht, bin ich in einem typischen *Dilemma* (Regel 1: Ich möchte Carla treffen: Regel 2: Ich möchte Petra *nicht* treffen). Was aber, wenn beide gleichzeitig auf der Party sind? Dann bin ich entweder überfordert, oder aber: Ich kann die Situation mit großem sozialen Geschick beherrschen (mit Kreativität oder Toleranz).

Solche oder ähnliche Dilemmata kannst du leicht selbst konstruieren: Sogar mit einem Dutzend sich überlagernder Regeln. Es kann sein, dass du für dich *Hierarchien von Regeln* gebildet hast (von sehr wichtigen bis ziemlich unwichtigen), es kann sein, *dass manche heute gelten, aber nicht morgen.* Es kann sein, dass etliche Regeln im Materiellen fußen, andere aber in moralischen Normen ...

Du weißt selbst zu gut, dass sich aus der Kombination so vieler Faktoren, wie momentane Bedürfnisse, Fähigkeiten, Umweltbedingungen, frühere Erfahrungen, körperliche Zustände, langfristige Ziele etc. nahezu unendlich viele Konstellationen (oder Problemlagen) ergeben können – was das Leben richtig kompliziert machen kann, und vielleicht sogar eine wesentliche Ursache deiner persönlichen Verunsicherungen ist. Ein rationales Entscheiden kann oft außerordentlich schwierig oder gar unmöglich werden.

Zusätzlich kommt es noch auf den *Zufall* an: Ob hier gerade Zigaretten herumliegen (und du nun eine rauchst), ob du gutes Licht hast (um die dringende Prüfungsarbeit doch noch fertig zu schreiben), oder du auswendig weißt, was es heute Abend im Kino gibt (um gleich noch einen guten Freund anrufen zu können).

Gerade bei Entscheidungen spielen aber *Orientierung-gebende Gedanken* eine große Rolle: Der Gedanke „Lieber jetzt noch Staubsaugen, dann könnte ich morgen Sandra einladen“ *stellt die Weichen völlig anders* als der Gedanke „Sandra hat sowieso keine Zeit“. Es ist wohl unstrittig, dass der Sonntag völlig anders verläuft, je nachdem ob ich den ersten oder den zweiten dieser Sätze denke. Welchen der beiden ich denke, hängt von *Gewohnheiten* ab.

Wie sehr wir unser Leben durch Denken beeinflussen, wird sicherlich noch öfter Thema in diesem Buch. **Zentral dabei wird sein, wie sehr ich wirklich aktiv und bewusst denke, oder umgekehrt: Wie viele automatische und unkontrollierte Gedanken „in mein Hirn einströmen“.**

Du machst weniger Fehler im Leben, je mehr du über die Logik des Seelenlebens weißt. Damit sollte auch klar sein, warum ich einen nicht unwesentlichen Teil dieses Buches darauf verwende, *Mechanismen des Seelenlebens* vorzustellen und zu analysieren.

Die allergrößte Hürde: Der Änderungswiderstand

> Schon wieder so ein Paradoxon: Ich möchte mich ändern, aber ich möchte unbedingt der / die Gleiche bleiben!

Die besten Therapeuten und Therapeutinnen und die raffiniertesten Psychotechniken können nichts bewirken, *wenn du dich gegen eine Veränderung stemmst.* Darum kommen schon an dieser frühen Stelle in diesem Buch Überlegungen zu diesem „psychischen Felsbrocken“, der uns hindert, seelische Schwierigkeiten zu überwinden.

Wie bei allem, was ich hier schreibe, versuche ich, auf Beispiele zurückzugreifen, die mir im Laufe der Jahre untergekommen sind. Ich versuche, Varianten des Phänomens zu beschreiben. Da es sich bei der Überwindung dieser Blockade wohl um **die wichtigste Voraussetzung** für eine gute „Weiterfahrt“ handelt, *verlangt es dir die höchste Aufmerksamkeit ab und eine ernsthafte Reflexion darüber, ob du wirklich für eine Veränderung bereit bist.*

Fangen wir mit einfachen Beispielen an, die du sicher selbst schon oft beobachten konntest. Noch einmal:

„Ich möchte abnehmen“ – sagte sie und bestellte die leckeren Pommes.

„Ich möchte aufhören zu rauchen“ – sagte er, und zündete sich „eine Letzte“ an.

Wo liegen denn hier die Fehler?

Ich glaube beiden, dass sie gerne abnehmen bzw. zu rauchen aufhören möchten. Allerdings: *Noch lieber* essen sie Pommes und rauchen Zigaretten! **Es geht immer um die Frage des Verhältnisses der Bedürfnisse:** Wenn wir sie auf die Waage legen, dann gewinnt meistens die alte Gewohnheit.

Eine Änderung kann hier nur die **Arbeit an der „Umverteilung der Bedürfnisse“** bringen: Entweder auf der Seite der *Änderungsmotivation zulegen* oder auf der Seite der süchtigen *Gewohnheiten abnehmen*. Am besten natürlich beides gleichzeitig.

Der schlichte Satz: „Ich möchte gerne das Rauchen aufhören“ alleine genügt nicht. Wie intensiv ist der Wunsch ausgeprägt? Wie begründe ich es vor mir? Warum existieren so viele Antriebsmomente *für* das Rauchen?

Hier muss man genauer und vor allem **ehrlicher** hinsehen: Es schmeckt mir doch, die anderen rauchen auch, es passt doch zum Bier, mein Vater hat auch schon geraucht … und wo bleiben die Gegenargumente?

Stelle dir einmal jemand vor, der nach einem Schlaganfall verzweifelt an der Wiederherstellung seiner Gehfähigkeit arbeitet. Kannst du dessen Motivation mit deiner eigenen vergleichen? Wahrscheinlich nicht! *Motivation ist aber die entscheidende Triebfeder: 100 %. Ja: Hundert Prozent.* Da geht es dann plötzlich relativ leicht mit dem „Aufhören“.

Hier komme ich zu einem ganz, ganz wunden Punkt unserer menschlichen Existenz: Wir betrügen uns durch einen **leichtfertigen Sprachgebrauch**. „Ich möchte Rauchen aufhören“ ist so schnell hingesagt wie „Ich möchte ohne dich nicht mehr leben“ oder „Ich bin der glücklichste / traurigste Mensch auf dieser Welt“. Solche Sätze halten oft einer *ernsthaften Prüfung* nicht stand.

Natürlich genügt es für den *Alltagsgebrauch*, wenn wir „Kürzel“ verwenden, wenn du z. B. sagst: „geiler Film“, „intelligenter Typ“, „politisch links“ — aber was genau steht dahinter? Für die Selbstbehandlung reicht dieser oberflächliche Sprachgebrauch nicht. **Hier brauchst du eine schonungslose Offenheit - dir**

selbst gegenüber -, eine detaillierte Beobachtung und eine präzise Formulierung.

Hier kommen wir zum „Therapieerfolg", und der bedeutet ebenfalls: *Konkrete* Veränderung (und nicht Fantasien, Diskussionen und Wünsche zur Änderung). **Ob du motiviert bist, kannst du am besten daran erkennen, was du konkret getan hast.** (Übrigens: Der originellste Selbstbetrug lautet: Ich stelle mich jeden Tag auf die Waage! Super.)

Warum ist es so schwer, sich zu ändern?

Frage dich zunächst: Möchtest du wirklich gerne *anders sein*?

Vielleicht möchtest du einzelne Dinge oder Eigenschaften: etwas größer sein, ihre Locken, seine Augen, ihre Sprachkenntnis, sein Klavierspiel … o. k. Eigenschaften *dazubekommen* wäre nicht schlecht, aber *würdes du gerne etwas von dir hergeben*?

Siehst du den Unterschied?

Wenn es konkret wird, ziehen viele zurück. Warum? Weil sie sich fremd vorkommen würden? – „Das bin dann doch nicht mehr ich!" Stimmt. Das wäre (zumindest teilweise) schon jemand anderer!

Du hast also die Möglichkeit, so weiterzuleben wie bisher, oder dich ein wenig anders zu verhalten. Je früher du dich damit auseinandersetzt, dass ein Therapieerfolg auch heißt: Ein wenig ein anderer oder eine andere zu werden, umso früher wirst du einen Erfolg zulassen.

Ja: Es geht wirklich um das *Zulassen*! Viele Menschen sperren sich gegen positive Veränderungen (und wissen es nicht einmal). Abgesehen davon: Wir ändern uns auch so, ganz langsam, von Tag zu Tag. Warum nicht einmal einen Wachstums-„Schub" riskieren?

Keine Angst vor der Veränderung: Du *musst* nicht anders werden (Du musst nicht in die Oper gehen, du musst keine Vorträge halten, du musst nicht fremde Menschen ansprechen), aber *du sollst in die Lage kommen, zu wählen.*

Es geht also, *genauer besehen*, nicht direkt um die Änderung eines Menschen, sondern um die **Erweiterung von Freiräumen.**

ÄNGSTE UND DEPRESSIONEN: VOM AUSMASS DES LEIDES

Fast alle Menschen kennen Ängste und auch nur vereinzelt trifft man welche, die von sich behaupten, Depressionen selbst nie erfahren zu haben.

Sowohl Ängste als auch Depressionen können, nach ihren Inhalten sowie von ihrer Intensität her, recht unterschiedlich ausgeprägt sein. Im Folgenden stelle ich für beide Störungen jeweils einen „leichten" sowie einen „schweren" Fall vor.

Die Lektüre dieser vier Fälle macht besonders für jene einen Sinn, die glauben, die Einzigen zu sein, denen es so schlecht geht. Vielleicht ist es auch ganz gut, seine eigenen Zustände einmal mit jenen anderer Menschen zu vergleichen.

Wenn ich von „leichten" Fällen rede (daher in Anführungszeichen), dann kann es für den/die Betroffenen immer noch die Hölle sein. Das „Leicht" bezieht sich hier nur darauf, dass der Zustand von relativ kurzer Dauer war und man von einer vollen Reversibilität des Zustandes ausgehen konnte.

Ängste: Der „leichte" Fall

Drei Wochen vor ihrer Diplomprüfung sprach mich eine Studentin sichtlich euphorisiert an, dass sie alles im Griff habe, keinerlei Prüfungsangst, worüber sie selbst ein wenig erstaunt wäre – und dass sie sich lediglich nicht zwischen Griechenland und Marokko entscheiden könne, denn jedenfalls würde sie am „Tag eins nach der Uni" wegfahren.

Am Tag vor der Prüfung kam der Anruf: „Ich kann leider nicht antreten. Ich weiß nicht, was mit meinem Körper los ist, ich kann schon ein paar Nächte nicht mehr schlafen, bin appetitlos, überdies habe ich Durchfall, sodass ich nicht einmal außer Haus gehen kann. Alles, was ich gelernt habe ist wie in einem schwarzen Loch verschwunden. Am ehesten tippe ich auf eine Grippe — und das so kurz vor der Prüfung. Es hat keinen Sinn, zur Prüfung anzutreten, ich könnte ja nicht einmal hinfahren."

Es wäre ihr sehr peinlich, aber sie müsse mich fragen, ob eine Verschiebung der Prüfung rechtlich möglich wäre, oder ob ihr Nichtantreten einem Nichtbestehen gleichkäme. Der Arzt könnte alles bescheinigen. „Ausgerechnet jetzt!"

Mir tut jede/r StundentIn leid, der/die unter Prüfungsängsten leidet, da die Reaktion in keinem Verhältnis zu dem steht, was auf sie zukommt: Die ProfessorInnen sind meist wohlwollend und immerhin könnte man die Prüfung ja auch ohne Gesichtsverlust wiederholen.

Die besondere Ironie der Sache ist aber, dass unsere Studentin ihren Zustand nicht einmal als Symptom von Prüfungsangst erkannte, sondern ernsthaft daran glaubte, erkrankt zu sein. Dabei ist der Fall sehr typisch: Je näher der gefürchtete Termin kommt, desto mehr nimmt die Angst zu — sie kann sich körperlich ausdrücken („psycho-somatisch"). Die Angst und das Gefühl, dass das Denken versagt („schwarzes Loch"), halten genau bis zu dem Zeitpunkt an, an dem eine konkrete Frage gestellt wird.

Ängste: Der „schwere" Fall

Frau S. litt an verschiedenen Ängsten, von denen jede einzelne schon gereicht hätte, zu verzweifeln. Jede der Ängste ist ganz einfach beschreibbar, aber nur schwer zu ertragen. An zentraler Stelle steht eine Schmutzphobie. Für Frau S. war es unmöglich, Dinge zu berühren (mit Ausnahme frisch gewaschener Wäsche und frisch zubereiteter Speisen) oder irgendwo anzustoßen. Zu allem Überdruss gehörten zu den zu vermeidenden Objekten selbst der Staubsauger und andere Küchengeräte (Es war daher wirklich mehr eine Phobie – und weniger der häufig damit verbundene Putzzwang). Es ist nun müßig, zu hinterfragen, ob sie zusätzlich auch noch an Agoraphobie litt oder nicht, jedenfalls konnte sie konsequenterweise auch nicht nach „draußen" gehen (Straßen, Einkaufen). Zu allem Überdruss passierte ein Unglück: Bei einem Verkehrsunfall wurden ihr Vater und ihre Schwester schwer verletzt.

Sie war trotz ihrer echten Sorge nicht in der Lage, die Reise anzutreten (ca. 2 Std. mit dem Zug, keine Übernachtung notwendig), um die beiden vor ihrem möglichen Tod noch zu sehen. War die Phobie schon mühsam genug, so gesellten sich jetzt Schuldgefühle und Hilflosigkeit mit Selbstvorwürfen dazu, die das Leben zur Qual machten.

Depression: Der „leichte" Fall

Karl kannte es schon von früher. Der Sommer ist vorbei, die Tage werden kürzer, das Wetter trägt zur „Verdunkelung" seiner Stimmung bei. Ausflüge in die Natur und Outdoor-Sport sind kaum mehr möglich. Der Umstieg auf die Winterzeit ist das „Sahnehäubchen" auf seine „Winterdepression". Genau so sicher, wie die Eintrübung der Stimmung kommt, hellt diese sich auch wieder auf: Wenn die Tage wieder länger werden, und noch besser: wenn Schnee liegt. Von nun an ist es nur noch eine Frage weniger Wochen und Karl ist wieder der Alte.

In diesen tristen Wochen liest er zwar nicht viel, trinkt Bier, löst Kreuzworträtsel, geht früh zu Bett. Kurz: Das Leben verläuft weniger abwechslungsreich, weniger anspruchsvoll, ohne Highlights und ohne Überanstrengung.

Depression: Der „schwere" Fall

Ungleich schwerer hat es Gregor. Gregor lebt abwechselnd in einer betreuten Wohngemeinschaft oder auf einer psychiatrischen Station. Obwohl vieles (eigentlich alles, worüber man verfügt: Medikamente, Musik, Psychotherapie etc.) getan wurde, ist der Zustand seit Jahren unverändert. Gregor will sterben. Seine Selbstmordgedanken quälen ihn, und hinter diesen Gedanken steckt eine kaum zu ertragende Depression mit allen Symptomen, bis zu wahnhaften Versündigungs-Selbstvorwürfen. Er geht fast ständig auf und ab, was ihm das Leben offenbar ein wenig erträglicher macht; zu sitzenden Tätigkeiten, und sei es nur Fernsehen, ist er nicht in der Lage.

DIE VIELEN GEMEINSAMKEITEN VON ÄNGSTEN UND DEPRESSIONEN

Überblick

Grob besehen werden weder Betroffene noch Außenstehende Probleme haben, Angst von Depression zu unterscheiden. Trotzdem haben diese beiden Zustände einen großen **Überschneidungsbereich**. Das ist auch der Grund, warum ich bei der nachfolgenden Beschreibungen psychischer Grundfunktionen nicht zwischen Angst und Depression trenne. So weit es jedoch unbedingt notwendig ist, werde ich das natürlich tun.

Es ist auch wichtig, festzustellen, dass es sich bei den nächsten Punkten lediglich um eine *Auswahl* handelt — wobei ich diemir am wichtigsten erscheinenden Ansätze vorstelle.

Ich werde zunächst die dichte gedächtnismäßige Vernetzung im Gehirn , das sogenannte **Assoziative Netzwerk** vorstellen (siehe Seite 30), das — vor allem **auch im Unbewussten** — seine Wirkung, auch auf unsere Gefühlswelt, entfaltet. Neben diesen *erlernten* Verbindungen scheint es aber auch angeborene, unbewusste Mechanismen der **Affektregulation** zu geben (S. 36). Mindestens ebenso paradox wie diese wirken aber auch bewusst eingesetzte Kontrollversuche (*ironic processing*), sodass es oft vorteilhafter erscheint, sie nicht einzusetzen (S. 37).

Sehr „mechanistisch" mutet eine wichtige Funktion an, deren Bedeutung erst relativ spät erkannt wurde: die **Aufmerksamkeitslenkung** (S. 40). Schließlich versuche ich noch anhand eines Modells zu demonstrieren, wie wichtig es ist, eigene **Absichten, Pläne** — über die gesamte Lebensspanne hinweg — zu harmonisieren (S. 43).

Natürlich bedeutet es einige Mühe, sich selbst gründlich zu „analysieren“, mehr noch, selbst Änderungsschritte in die Wege zu leiten. Aber es lohnt sich!

Und noch ein kurzes Kapitelchen findest du im Anschluss: An dieser Stelle möchte ich unbedingt auf ein Stiefkind von Wissenschaft und Medizin verweisen: Man sieht nie **die positiven Seiten, die sowohl Angst als auch Depression** in sich bergen (S. 47). In meinen Augen ist es fast ein Defekt unserer Gesellschaft, dass wir außerordentlich defizitorientiert sind (im Straßenverkehr, in der Schule, in den öffentlichen Medien: Die Aufmerksamkeit gilt immer dem „Unfall“, dem „Fehler“, der „Katastrophe“; Ausnahmen dazu bilden höchstens sportliche und künstlerische Höchstleistungen).

Die Vernetzung im Gehirn: Das Assoziative Netzwerk

Zu diesem Abschnitt wirst du möglicherweise zunächst sagen: Kenne ich schon. Bleib dran: Nach einer kurzen Einleitung will ich dir zeigen, welche Bedeutung das *Assoziative Netzwerk* für dein Problem haben kann, und wie es unbewusst aktiv wird.

Du kennst es vom Vokabellernen: Das deutsche Wort „Tisch" wird mit dem englischen Wort „table" so stark verbunden, dass es dir bei Tag und Nacht einfällt, und vor allem: sogar im Prüfungsstress. Selbstverständlich sind innerhalb unserer Sprache alle Wörter untereinander vernetzt: Hammer und Nagel, Tag und Nacht, gehen-ging-gegangen. Diese „Vernetzung" nennen wir gemeinhin *Assoziationen.*

Die nächste Stufe ist, dass wir Wörter mit Gesichtern, Gegenständen usw. vernetzen: Ein bestimmtes Gesicht verbinde ich mit Daniela, ein anderes mit Klaus. Komplizierter wird es, wenn wir merken, dass ein und dasselbe Wort „Bank" nicht nur mit der Sitzbank, sondern auch mit dem Geldinstitut, mit der Spielbank oder mit dem sicher erscheinenden Wettergebnis u. a. m. verbunden ist.

Manche Verbindungen sind ziemlich *fest*: Berg–Tal, Goethe–Schiller, manche Verbindungen eher *schwach*: Schneeglöckchen-Sandstrand. Und an all diesen Begriffen hängt ein *bestimmtes Gefühl*: Bei „Großmutter" wird mir warm ums Herz, bei „Flugzeugabsturz" bleibt mir kurz die Luft weg und bei „Ratte" bekomme ich entweder Angst, oder mir wird leicht übel.

So weit der einfache Teil.

Durch diese Assoziationen „hängt" an einem einzigen Wort ein Rattenschwanz von anderen Wörtern sowie von Gefühlen. An der kürzlich verstorbenen „Tante Gabriele“ hängen quasi die Begriffe Krebs, Schmerz, Krankenhaus, Bestrahlung, Friedhof etc., aber auch Apfelstrudel, Swimmingpool und Sommerferien (Damit haben wir gleichzeitig eine Gruppe „positiver“ und eine Gruppe „negativer“ Assoziationen und befinden uns plötzlich in einem Chaos sich widersprechender Gefühle).

Es ist also relativ gut nachvollziehbar, dass diese Vernetzung von gefühlsbesetzten Worten insgesamt als *Assoziatives Netzwerk* bezeichnet wird.

Die am stärksten ausgebildete Assoziation ist auch die *schnellste* und erreicht somit als Erste das Bewusstsein. Sind zwei Antworten ungefähr gleich „stark“ assoziiert, kann es leicht zu einem „Versprecher“ kommen.

Die Vorteile der Vernetzung liegen auf der Hand: Feste Assoziationen sparen energieaufwendiges Denken und ermöglichen z. T. reflexartige Antworten, aber auch eine rasch fließende Konversation.

Damit sollte schon klar sein, *wie stark alleine Assoziationen unser Verhalten bestimmen:* Die Delikatesse in der Auslage lässt uns das Wasser im Mund zusammenrinnen und selbst die Lektüre eines drittklassigen Pornos hebt den Testosteronspiegel.

Unser fehlerfreies Funktionieren setzt allerdings voraus, dass das Assoziative Netzwerk auch „richtig konfiguriert“ ist. Mein Lieblingsbeispiel für einen (assoziationsbedingten) Fehler möchte ich dir nicht vorenthalten: Auf meine Bitte, er möge das „Schach aufstellen“, reagierte ein Patient damit, dass er die Kassette mit dem Schachspiel „hochkant“ auf den Tisch stellte. Für ihn war eben dieses die *primäre* Bedeutung für Schach „aufstellen".

Das Beispiel zeigt schon, dass verschiedene Assoziationen miteinander „rivalisieren" – eine ist fester und damit schneller als andere.

Es ist aber vorstellbar, dass es manchmal von Vorteil ist, *nicht* die festeste Assoziation zu verwenden, sondern eine eher ungewöhnliche.

Ich will nun eine wichtige, weitere Variante des Problems von Assoziationen ansprechen.

Der überwiegende Teil der automatisierten Assoziationen läuft *unbewusst* ab. Am besten wird dies anhand des geläufigen Bildes vom Eisberg vermittelt: An einem einzigen Wort hängt gleich ein ganzer „Sack" weiterer Assoziationen:

Vielleicht assoziierst du mit dem Wort „Kinder" das Wort „Haus" (Eine Assoziation, die zwar nicht die allerwahrscheinlichste ist, aber auch nicht ungewöhnlich). Wichtig: Mit dem Wort „Haus" werden *zahlreiche weitere* Begriffe aktiviert: Garten, Dach, Kamin, Wiese, Eingang, Heizung, vielleicht Schulden, Reparatur … (soweit ist das doch plausibel).

Jetzt machen wir einen Sprung zur „klinischen" Bedeutung.

Wenn ich dir zwei Buchstaben vorgebe und dich bitte, diese zu einem Wort zu ergänzen (auch das ist eine Assoziation!), dann könnte es folgendermaßen verlaufen:

Wortanfang: K R …

Es gibt nun Menschen, die *ergänzen diesen Wortanfang* zum Wort KREIS, andere zum Wort KREBS, wiederum andere zu KRIEG.

Dass es sich um weitgehend unbewusste Vorgänge handelt, erkennt man daran, dass man die einzelnen Antworten provozieren kann, ohne dass die Menschen es merken. So könnte man „ganz zufällig“ vorher in einem Gespräch Begriffe (oder auch Bilder) einstreuen, die stark mit den gesuchten Worten assoziiert sind. Z. B.:

„In der Turnstunde wurden wir Kinder aufgefordert, uns im *Rechteck* aufzustellen, damit jeder gut zusehen konnte …“ (Diese Vorrede stimuliert unbewusst die Assoziation „Kreis“)

„Ich habe meine Großmutter erst *kurz vor ihrem Tod* kennengelernt …“ (Stimuliert vermehrt „Krebs“)

„Die gute alte Zeit war nicht wirklich immer gut, die Menschen mussten *viel durchmachen* … (Stimuliert vermehrt „Krieg“)

Natürlich handelt es sich hier nicht um zwingende Reaktionen, sondern um eine *erhöhte Wahrscheinlichkeit* des Auftretens bestimmter Assoziationen.

Nun wissen wir also, dass bewusste und unbewusste Stimulation ein weites Feld von Assoziationen anstoßen kann. Ein großer Teil davon bleibt unter der Bewusstseinsschwelle, sogar der mit der Assoziation verbundene Affekt.

„Kaum betrete ich die Wohnung, werde ich traurig“, klagen immer wieder überlebende Witwen/Witwer einer jahrelangen Partnerschaft. Der Schirm, die Schuhe, der Hut auf der Ablage. (Alles sind subtile Cues [Auslöser], die mit der verstorbenen Person assoziiert sind.)

Und die Konsequenz daraus?

Meine jeweilige Umgebung – dazu gehören die Menschen mit denen ich rede, die Themen, über die wir sprechen, ein Lächeln oder ein finsteres Gesicht der anderen, das Buch das ich lese, Bilder an der Wand, Nachrichten, die ich höre etc. – stellt eine Vielfalt an Assoziationen bereit. Nach dem Eisberg-Modell werde ich auch von einer Flut nur wenig bewusster Gefühlstöne stimuliert!

Hier besteht ein großes Potenzial für Selbststeuerung (im positiven wie im negativen Sinn). „Es“ (d. h. deine Ängste und Depressionen!) hängt also sehr davon ab, mit wem du wohin gehst. Ist es dort schön? Sind es wirklich die Leute, die dir sympathisch sind? Und hast du auch deine Wohnhöhle mit Bildern behängt, die dich nicht schockieren, sondern positiv stimulieren könnten?

Vergiss nicht: Nicht nur Vivaldi und Mozart können dich in eine bessere Stimmung versetzen, auch ein Buch oder eine Farbe kann das. **Dein persönliches Assoziatives Netzwerk ist ein Produkt aus vielen Jahren des Erlebens und Lernens.** Man kann es pflegen, wie man seine Gesundheit pflegt: Anreichern durch schöne Erlebnisse und ein „erfreuliches Wissen“ (z. B. gute Literatur, interessante Filme etc.)

Vieles reguliert sich von selbst

Carl Rogers, der Begründer der *Klientenzentrierten Therapie* – auch bekannt unter dem Namen *Gesprächspsychotherapie* –, ging von der Grundannahme aus, dass dem Menschen a priori eine natürliche Tendenz innewohnt, zu einem seelisch stabilen, gesunden Individuum zu werden, falls dieser natürliche Prozess nicht gestört wird. Das ist eine schöne und sympathische Sichtweise. Leider werden wir dies nie beweisen können, da zu viele Einflüsse negativer Art auf uns hereinströmen.

Dennoch: Auch ich behaupte, dass im Menschen zahlreiche Tendenzen bzw. Mechanismen angelegt sind, die uns das Leben erleichtern. Natürlich ist hier zuallererst die **Fähigkeit zum Lernen** zu erwähnen, dann auch der **Segen des Vergessens** negativer Erlebnisse. Eine weitere, nicht sehr bekannte Tendenz möchte ich im Folgenden vorstellen:

Lange Zeit dominierte in der Psychologie die Aussage, dass unglückliche Menschen eher negative Assoziationen bilden. Demnach würden Depressiven eher die Worte „Krebs" und „Tod" einfallen als „Glück" und „Liebe".

Untersuchungen dazu wurden immer im „psychologischen Labor" durchgeführt. In einem nächsten Schritt war daher zu überprüfen, ob es sich im „wirklichen Leben" (*under natural conditions*) ebenso verhält: Man befragte Männer und Frauen bei Schlechtwetter und bei Schönwetter (Wobei jeweils auch gleich kontrolliert und bestätigt wurde, dass die Laune bei Schlechtwetter tatsächlich schlechter war als bei Schönwetter!).

Und so ging das Experiment aus: Überraschenderweise *erinnerten sich die bei Schlechtwetter befragten Personen bevorzugt an schöne Erlebnisse und die bei Schönwetter befragten an eher negative Erlebnisse!*

Da darüber hinaus keine weiteren Instruktionen vorgegeben waren, kann man davon ausgehen, *dass die Menschen in beiden Stimmungslagen unbewusst der von außen (Wetter) induzierten Stimmung gegensteuern, um in eine mittlere Stimmungslage zu gelangen.* Wenn ich mir kurz wieder Carl Rogers´ Annahme borgen darf: Falls der Prozess nicht gestört wird, würde dies einen gesunden „eingebauten“ Steuerungsmechanismus bedeuten.

„Heute hatte ich einen schweren Tag — dafür gönne ich mir jetzt einen Eisbecher mit viiiel Sahne.“ So wie wir unsere Laune gelegentlich *willkürlich* „korrigieren“, macht das der filigrane Mechanismus zur Affektregulation *von selbst.*

Wichtig ist es, zu ergänzen, dass diese „Selbstkorrektur“ der Stimmung nur in einem „mittleren Bereich“ auftritt — schwere Verstimmungen korrigieren sich auf diese Weise nicht mehr.

Wenn nun tatsächlich im Menschen eine solche stimmungsregulierende Funktion existiert, dann bedeutet dies, dass man sich auch vor negativen Stimmungen nicht fürchten bräuchte. Man könnte sich auf diesen automatischen Mechanismus verlassen, was aber eine erhöhte Sensibilität für eigene Gefühle voraussetzt.

Paradox, paradox (ironic processing)

Soeben haben wir einen Mechanismus kennengelernt (Affekt-Regulierung), der uns zeigt, dass wir nicht alles willentlich herstellen oder „biegen" müssen. Aus diesem Grunde schließe ich jetzt einen weiteren Prozess an, der auf ähnlichen Voraussetzungen ruht.

Jetzt heißt es, sorgfältig lesen, sonst kommt es zu Missverständnissen. Wenn du aber sensibel und unvoreingenommen vorgehst, ist es möglicherweise *ein* Schlüssel zu deinen Problemen.

Ich möchte dich durch eine kleine „Vorgeschichte", die dir bestimmt vertraut ist, auf das *Ironic Processing* einstimmen (Das amerikanische „Ironic Processing" heißt zwar nicht Boomerang, wirkt aber so.). Zunächst die Geschichte:

Wenn mich, als Kind, meine Mutter zum Einkaufen geschickt hat, habe ich mir dauernd vorgesagt: „1 Liter Milch, 1 Viertel Butter und 1 Kilo Schwarzbrot." **Auf diese Weise habe ich mein Arbeitsgedächtnis aktiviert** und bin schließlich auch mit dem richtigen Einkauf nach Hause gekommen. Hast du das nicht ebenso gemacht?

Jetzt aber zu einem realen Problem: Heute bist du es vielleicht selbst, die/der sich häufig vorsagt:

„Ich will nicht rauchen, ich will nicht mehr rauchen …"

„Ich will nicht so viele Süßigkeiten essen, ich will nicht so viele Süßigkeiten essen …"

Es hat sich gezeigt, dass solche Sätze echte Risiko-Sätze sind: **Willentliches Unterdrücken eines Verhaltens führt zu einem paradoxen Anstieg - genau dieses „unterdrückten" Verhaltens.**

In Konsequenz heißt dies: Wenn du dir fest vornimmst „Ich will nicht rauchen“, dann wirst du wahrscheinlich mehr rauchen als vorher. Das Gesagte trifft ebenso auf Ängste und Depressionen zu!

Was jetzt fehlt, ist eine *Erklärung* für dieses paradoxe Phänomen:

Um einen Gedanken („nicht rauchen“) effizient zu unterdrücken, *muss er fest im Arbeitsgedächtnis* eingespeichert werden (Wiederum: Damit ich nur ja nicht auf meinen Vorsatz vergesse!) So würde man doch normal denken?

Es funktioniert dann genauso gut wie „damals“ beim Einkaufen: Jetzt ist tatsächlich das Arbeitsgedächtnis aktiviert, und über meine Gedanken „... nicht rauchen ... nicht rauchen ... nicht rauchen ...“ **werde ich nun noch häufiger an das Rauchen erinnert.** Und somit ist es nun viel schwieriger, die Zigaretten zu vergessen (Ich habe schließlich ja auch nicht auf die Brötchen vergessen.).

> Es ist doch wirklich paradox: Je mehr man etwas unterdrückt, desto heftiger werden Gedanken, Impulse, ein Verhalten etc. aktiviert. Und genauso funktioniert es mit folgenden Sätzen: Ich habe keine Angst ..., ich habe keine Angst ..., oder: Ich bin nicht depressiv ..., ich bin nicht depressiv ...

Wie kann ich dieser „Falle“ entkommen? Irgendwie muss ich doch mein „Fehlverhalten“ besiegen können.

Ich nehme an, dass sich der Drang zu rauchen und der Wunsch aufzuhören in etwa die Waage halten — sonst gäbe es ja nicht diesen ständigen inneren Kampf.

Erster Schritt: „Keinen Druck, kein Verbot.“
Zweiter Schritt: Die „Balance“ mit anderen Mitteln zum „Kippen“ bringen: Z. B. mit mehr Informationen zum Lungenkrebs (Ich selbst hatte mir früher Bilder aufgehängt, die zeigen, in welch erschreckendem Ausmaß die Durchblutung der Finger schon nach einer einzigen Zigarette gestört ist.).

Und auf diese (folgende) Weise habe ich einem Patienten „en passant“ das Rauchen abgewöhnt:

(Schritt 1:) „Sie sind ja erwachsen, von mir aus können Sie natürlich rauchen.“

Im weiteren Verlauf des Gespräches habe ich dann „wie zufällig“ eine weitere Beobachtung eingestreut: (Schritt 2): „Ich kann mich noch erinnern, damals in Brasilien. Die Zigarettenfabrik. Es war so richtig ekelig, die Zigaretten lagen auf dem Boden herum, die Hunde dazwischen. Dann haben die Arbeiter diese schmutzigen Zigaretten in die Packungen gesteckt …“

Nochmals: Den Druck wegnehmen, heißt nicht, das Verhalten (Symptom) befürworten. Zu vermeiden ist jedoch, dass das Verhalten im Arbeitsgedächtnis „wach“ gehalten wird.

Und jetzt zurück zu dir: Bestimme ein bestimmtes *Verhalten*, das du am liebsten reduzieren würdest. Ohne mit der „Unterdrückung“ zu arbeiten, solltest du jetzt ganz nüchtern (d. h. ohne dich selbst zu täuschen) die Pro- und Contra-Argumente abwägen.

Es sollte funktionieren.

Als die Nadel hängen blieb (Aufmerksamkeitslenkung)

Die einfachsten Dinge sind in Wirklichkeit oft sehr kompliziert: Ein kleiner Plausch im Café mit der Freundin:

Sie: „Willst du noch etwas trinken?"
Ich „schaue" in mich hinein und denke „nein, eigentlich nicht".
Dann schaue ich zu ihr: Sie hat ausgetrunken.
Ich suche den Kellner und bestelle: „Noch einen Cappuccino" – aber bloß, damit sie nicht jetzt schon geht.
Sie: „Ich habe Tim getroffen, ganz zufällig."
Ich (zu mir): Habe ich richtig verstanden, Tim oder Jim? Uni? Billard-Club? Letzten Samstag beim Geburtstag von Hans?
Ich zu ihr: „Keine Ahnung – kenne ich nicht." (Hätte doch besser gehen sollen ... sollte ohnedies aus der Kurzparkzone fahren.)
Ich schaue *sie* an, schaue *nach dem Kellner* und überlege, ob ich *meine* Bestellung noch stornieren kann.
Sie: „Doch, doch, den kennst du. Der dir deinen VW abgekauft hat. Damals, in Wien."
Ich: Schaue sie abwartend an, ob sie noch einen Tipp gibt. Denke an Wien, aber mir fällt kein Gesicht zu einem VW-Käufer ein.

Der Kellner bringt den Kaffee. „Danke. Bleibst du noch kurz hier sitzen, ich muss noch mal drei Euro einwerfen, sonst kostet es fünfundzwanzig."

Was war das alles?

Zuerst zog „sie" (Es war natürlich Selma, wer sonst?) mit einer Frage meine Blicke auf sich („Willst du noch etwas?"), postwendend wandte ich meine Aufmerksamkeit meinem Magen zu und verspürte ein klares „Nein". Die weitere Geschichte ist ja bekannt.

Wie du aus dieser *relativ einfachen* Szene erkennen konntest, handelte es sich aber trotzdem um einen psychologisch sehr intensiven *Austausch*: Jeder der beiden *sucht* im *eigenen* Gedächtnis nach, prüft, *ob der andere* noch zuhört, man hält nach dem Kellner *Ausschau*, jeder muss a*chtgeben,* dem anderen nicht ins Wort zu fallen, man muss eine *Antwort formulieren, gleichzeitig* auf die Uhr schauen, um die bezahlte *Parkzeit* nicht zu überziehen, ich muss *in Evidenz halten* was ich anschließend noch einkaufen wollte, muss im Gespräch wieder *da anschließen, wo* wir vorher stehen blieben etc.

Die Aufmerksamkeit oszilliert ständig: hin und her, nach außen, nach innen, blickt in die Vergangenheit, in die Gegenwart und sucht in der Zukunft, sondiert nach Möglichkeiten, achtet auf unmittelbare Gefahren etc. Das nennt man den *Aufmerksamkeitswechsel (Engl.: attentional switch).*

Ich gehe nochmals zurück zum obigen „Plausch“: Dieser Absatz ist besonders wichtig, denn **der permanente Wechsel der Aufmerksamkeit (Attentional Switch) ist dafür verantwortlich, dass es überhaupt zu einer funktionierenden sozialen Beziehung kommt.** Schaue ich dauernd nur in mich hinein (Grübeln, Tagträumen), folge ich nur der Umwelt (spannender Film, Unfallszene) oder gelingt es mir, wach und aufmerksam zwischen „innen“ und „außen“ umzuschalten?

Es gibt Personengruppen, denen fällt es nicht sehr leicht, umzuschalten. Sie lösen sich nur schwer von der Innen-Perspektive. Du hast recht, wenn dir jetzt *hypochondrische* Menschen einfallen. Sie beobachten *sich selbst* lange und häufig, um mögliche Krankheiten zu entdecken oder zu „überwachen“. Eine zweite Personengruppe stellen Menschen mit *Panikattacken* dar: „Ich spüre schon was, mein Herz? Mein Puls? Mir wird heiß …“ Wie bei einem Teufelskreis oder einer Spirale kann diese Selbstbeobachtung zu einem richtigen Anfall führen. Äußere Faktoren, wie große Hitze, Gesundheitssorgen während einer Schwangerschaft etc., können diesen Prozess beschleunigen.

Die dritte Gruppe von Menschen fällt einem nicht so rasch ein wie die ersten beiden: *Menschen mit Depression.* Und doch ist es so, dass auch depressive Menschen sehr auf „innen“ – also auf sich selbst — fixiert sind. Das daraus resultierende Symptom ist das „Grübeln“ (S. 60). „Warum geht es *mir* so schlecht, warum *ausgerechnet mir* …?“ Aber auch andere Umstände tragen zu einer „Innenorientierung“ bei: z. B. der soziale Rückzug – dadurch reduzieren sie äußere Anreize erheblich.

„Umschalten“ kann man trainieren: Setze dich in eine ruhige Ecke (im Café) und versuche, ganz bewusst 30 Sekunden „in dich hinein zu fühlen“ (Körpergefühle) und mache dann 30 Sekunden „Außenbeobachtungen“ (Autolärm, Fußgänger-Schritte); dieses im Wechsel fünf Minuten lang. Später nochmals fünf Minuten. Schon nach wenigen Tagen sollten sich Effekte ergeben.

Immerhin zeigten wissenschaftliche Studien (Kasuistiken) erstaunliche Wirkungen.

Das „Zwiebelmodell“ der Lebensplanung

Es ist schon erstaunlich, wie oft wir im Leben, scheinbar zufällig — wie von einem unsichtbaren Wirbelwind —, durchs Leben getragen werden wie ein buntes Blatt im Herbst. Man wird „irgendwo“ hineingeboren, besucht eine zugewiesene Schule, ergreift einen Beruf, der sich glücklicherweise gerade anbietet, heiratet in eine Ecke des Landes, die man sich nicht wirklich ausgesucht hatte …

… das alles ist vielleicht ein bisschen kitschig formuliert. Ich möchte damit allerdings nur überleiten zu einem Thema, das *längere Zeiträume*, größere Lebensabschnitte, grundsätzliche Lebenseinstellungen etc. anspricht.

Genauso wie ein *punktuelles* Ereignis (z. B.: Ich scheitere bei der *Führerscheinprüfung*) mich vorübergehend deprimieren kann, so kann ich auch über Jahrzehnte angepeilte Ziele verpassen (z. B.: Mein mit viel Mühe *aufgebautes Unternehmen macht Pleite*) – und entsprechend verzweifelt reagieren.

Du wirst es schon gemerkt haben: Beide Beispiele aus dem vorhergehenden Absatz haben etwas gemeinsam: (a) Es wurde ein *Ziel verfehlt*, und (b) aus dieser Zielverfehlung resultierten *negative Gefühle* (Enttäuschung, Wut, Verzweiflung).

Rein sprachlich kannst du natürlich das Wort *Ziel* durch *Absicht* oder auch *Plan* ersetzen. Teilziele können demnach auch durch „Unterplan“ ersetzt werden. Solange klar wird, was gemeint ist, sollte die Wortwahl hier im Hintergrund bleiben.

Nun aber wollen wir alles in ein kleines **Modell** umformulieren:

A Grundsätzlich kommen wir nicht darum herum, dass wir uns als Menschen Ziele setzen (dazu muss ich kein zwanghafter oder besonders verplanter Mensch sein). Manche Ziele haben einen höheren *Verbindlichkeitsgrad* („Morgen um 9:00 am Flughafen"), manche sind eher vage Absichten („Ein paar Kilo verlieren"). Man könnte hier noch viel philosophieren über die Ziele, aber psychologisch scheint es sehr wichtig zu sein, welche zu haben. Ein (mit mir selbst!) vereinbartes Ziel verleiht mir Dynamik und einen gewissen „Sinn".

B Manche Zielvorstellungen sind so global, dass ihre Erreichung die Formulierung zahlreicher „Teilziele" voraussetzt (z. B. umfasst das Ziel „ein Medizinstudium abzuschließen" die Teilziele des Bestehens jeder einzelnen Prüfung).

C Es gibt Ziele, die sich nicht miteinander vereinbaren lassen (Das Studium schnellstmöglich abschließen, aber vorher noch mit der Band ausgiebig durch Deutschland touren? Das geht sich irgendwie nicht aus).

Grafisch gießen wird diese Aussagen in ein Modell, das man sich wie Zwiebelschalen vorzustellen hat. „Oberziele" bzw. sehr langfristige / überdauernde Ziele kommen in die oberen „Schichten", Teilziele (weniger aufwendige, kurzfristiger angelegte Absichten) werden hierarchisch „darunter" angelegt. Sehr kurzfristige, elementare Ziele bilden die innersten (kleinsten) Schichten.
Wie aus Abbildung 1 leicht zu erkennen ist, **müssen die „tiefer liegenden" Teilziele mit der jeweils darüber liegenden Schicht im Einklang stehen** (und somit enthält die oberste Schicht sämtliche unteren Schichten „widerspruchsfrei").
„Arzt mit eigener Praxis" zu sein, *setzt* „das Medizinstudium abschließen" *voraus*; auf die gleiche Weise kannst du alle anderen Abgleiche vornehmen.

Hier können wir zwei weitere Punkte formulieren, die für das Modell entscheidend sind:

D Wird ein Teilziel nicht erreicht, kann die Zielerreichung aller höheren Ziele gefährdet sein (Wird „das Medizinstudium abschließen“ nicht erreicht, ist das Oberziel „Arzt mit eigener Praxis werden“ gefährdet). „Gefährdet“ ist eine bewusst abschwächende Formulierung, da die Zielerreichung vielleicht *auf einem anderen Weg* oder eventuell *später* noch möglich wäre. Das allerdings setzt eine grundsätzliche Revision der „Zwiebel“ voraus.

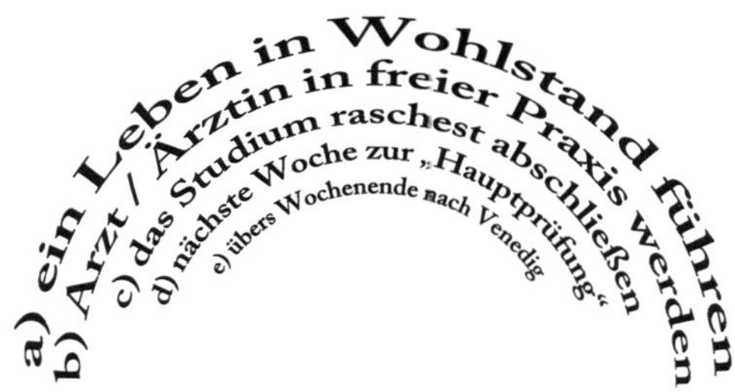

Abbildung 1: Das „Zwiebelmodell“:
Hierarchisch angeordnete Lebensziele (a bis e)

E Die Nichterreichung eines Teilzieles führt zu psychischem Stress. Je nach persönlicher Bedeutung kann dies von Enttäuschung, Depression, Verängstigung, bis zu schweren Krisen mit körperlichen Symptomen gehen. Nichterreichung bedeutet: Ich habe es nicht geschafft (Anmerkung: Ein Ziel ohne persönlicher Bedeutung ist ein sinnloses Ziel).

Eine drastischere Formulierung wäre die „Nicht-Erreichbarkeit“ eines Zieles. Sind Teilziele *grundsätzlich* nicht erreichbar, dann liegt ein „Konstruktionsfehler“ in meiner Lebensplanung vor und ich bin *a priori* zum Scheitern verurteilt. Diese Form ist wahrscheinlich seltener, häufiger geht es um Fehleinschätzungen hinsichtlich der eigenen Fähigkeiten, Motivation und Machbarkeit.

Es gibt drei Möglichkeiten: (a) Ich gehe „sehenden Auges“ auf das Scheitern zu, (b) Ich passe mein Zwiebelmodell an neu auftretende Umstände an, (c) Ich konzipiere von vornherein ein sehr elastisches, flexibles Modell.

Überprüfe nun du selbst: Welche Ziele hast du? Sind sie miteinander vereinbar? Sind sie zu eng / rigide formuliert?

Als krasses Beispiel für eine unzureichende Konstruktion einer Lebensplanung, die ich in Erinnerung habe, möchte ich kurz einen „Fall“ erwähnen: Ein ambitionierter, sozial kompetenter und intelligenter Mann hatte ein festes Ziel vor Augen: Arzt werden. Die Tragik bestand darin, dass er zwar die meisten Voraussetzungen für diesen Beruf mitbrachte, außer einer: Er hatte – aufgrund einer sehr gravierenden Teilleistungsstörung – keinen Grundschulabschluss.

Jedes Ding hat zwei Seiten

Zugegeben, es ist persönlich wahrscheinlich nicht so angenehm, ängstlich und / oder depressiv zu sein. Aber, wie das eben so ist mit der menschlichen Wahrnehmung ... man soll nicht nur die Löcher im Käse sehen.

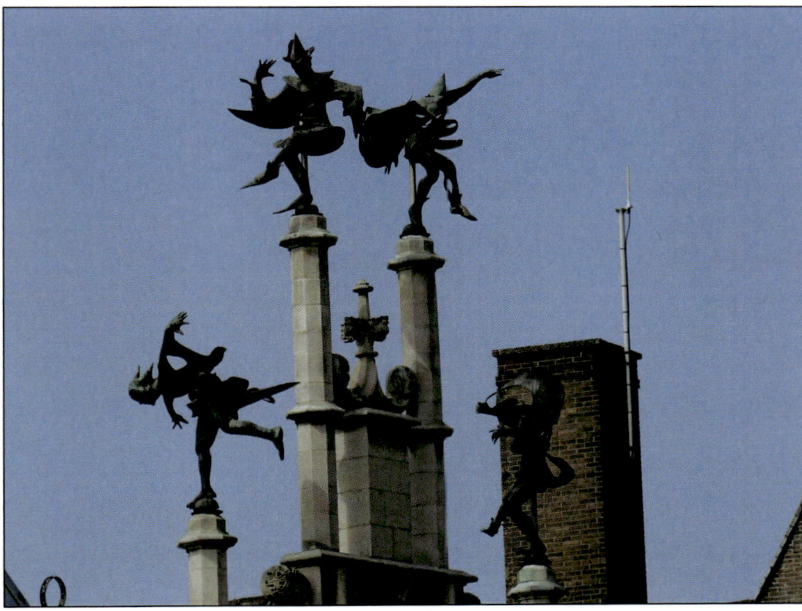

Abbildung 2: Das Leben leichter nehmen, oder doch eher weniger riskieren?

Weil es hier ganz gut passt, fasse ich auch hier wieder Angst und Depression zusammen: Hätte nicht eine ängstlichere und depressivere Prokuristin so manche riskante Investition *nicht* getätigt (würde die Firma heute noch existieren)? Wäre unser

Bergsteigerfreund nicht noch am Leben, hätte er auf die „ängstlichen Warner" gehört? Der depressive Mensch kündigt nicht „über Nacht" etc.

Ich selbst kenne ehrlich gesagt keine wissenschaftliche Untersuchung dazu: Wie viele Unfälle verursachen Ängstliche und wie viele (tödliche) Unfälle die Unerschrockenen?

Man kann es auch als „kleinkrämerisch" ansehen: Dem Depressiven fällt es leicht, sich 500 € zu ersparen: kein Bock auf neue Kleider und Ausgehen.

Und schließlich: Wie sieht es in Paarbeziehungen aus? Passt zu einem ängstlichen Mann nicht auch besser eine ängstliche Frau (und umgekehrt)? Zweifellos können auf diese Weise zahlreiche Beziehungen stabilisiert werden (Ich bin mir dessen schon bewusst, dass solche „Stabilisierungen" auch gefährliche Fallen sein können. Oft aber kann es einen gelungenen Weg darstellen).

Bricht nicht der „Abenteurer" öfter aus: Er kündigt, wandert aus, lässt sich vorschnell scheiden, wird bankrott, und kann denn der Angstfreie nicht ein gefährliches Vorbild für Menschen sein, die nicht über die gleichen Skills verfügen. Ich denke dabei an die legendären „free rider".

Diese Liste kann natürlich endlos fortgeführt und mit individuellen Schicksalen belegt werden. **Es ist mir jedenfalls ein echtes Anliegen, auch auf diese positiven Seiten von Angst und Depression zu verweisen. Ängstliche und depressive Menschen haben ihre Vorzüge - sie werden nur selten beachtet, weil es sich um relativ „unspektakuläre" Eigenschaften handelt.**

WICHTIGE BEFUNDE ZUR ANGST

„Angst“ wird zwar von jedem Betroffenen recht *eindeutig und unverkennbar* als solche erlebt, und sie erscheint als sehr „elementares“ und homogenes Gefühl. Tatsächlich gibt es jedoch *innerhalb* der Ängste sehr viele Facetten zu berichten, die ich im Folgenden auszugsweise vorstellen möchte, weil sie für die (Selbst-)Behandlung von großer Bedeutung sind.

Die Evolution hat entschieden: Der Grundstein für die Angst ist gelegt

Das Folgende geht alle an, ausnahmslos: Die Evolution ist schuld daran.

Es ist hinlänglich bekannt, dass alles Lebende — Pflanzen, Tiere, Menschen – einen Millionen bzw. Milliarden Jahre langen Weg zurücklegen musste und dabei zur stetigen Anpassung an die Umwelt und somit zur eigenen Optimierung gezwungen wurde. Optimierung ist dabei ein relativer Begriff: nicht besser, schöner, intelligenter, sondern: besser in der Lage, zu überleben.

„Besser überleben“ bedeutet zwar manchmal attraktiver zu sein (erhöht die Chance auf Paarung), manchmal Giftzähne zu haben (besonders nützlich, wenn man keine Beine hat!) oder seine Farbe je nach Umgebung wechseln zu können (Mimikry — nicht nur im Fasching).

Irgendwie scheint also vieles, was uns die Evolution beschert hat, Sinn zu machen. Manches hat überlebt, obwohl es aufgrund inzwischen veränderter Umstände *keinen Sinn mehr* hat. Man bekommt es nur schlecht weg. Man könnte es auch so sehen:

Es ist noch vorhanden, so wie bei uns im Keller die alte Kaffeemaschine, die auch noch funktioniert, aber keiner braucht sie.

Oh wie schade: Von den angstfreien Menschen hat kein Einziger überlebt! Ausgerechnet die, die sich vor Schlangen und dem Blitz fürchteten, sind davongekommen.

Bestimmte Ängste haben genau diesen evolutionären Überlebensvorteil geboten und haben ihn noch immer! Sich völlig angstfrei einem wilden Tier nähern? Mit der Giftschlange spielen? Von der hohen Klippe ins Meer springen? Innerhalb einer einzigen Generation wäre die Menschheit von unserem Planeten verschwunden. **Es war also die Angst, die uns zum vernünftigen Verhalten erzogen hat.**

Nachdem aber jede biologische Ausstattung in seiner Ausprägung variiert (Menschen sind unterschiedlich groß, unterschiedlich musikalisch …), variiert auch die Angstbereitschaft bzw. Ängstlichkeit. **Es variieren die Wahrnehmungsfähigkeit, die Drüsentätigkeit, die Reaktionsgeschwindigkeit (Fluchtbereitschaft) – und folglich das Angstausmaß.**

Was war evolutionär *nicht relevant* für das Überleben? Autos, Telefonbücher, Schreibmaschinen … und siehe da: Mir ist kein Mensch bekannt, der eine Autophobie oder Schreibmaschinenphobie gehabt hätte.

Achtung: Autoangst ja, aber nicht wirklich vor dem Mercedes, sondern *vor der Geschwindigkeit, dem Unfall oder gelegentlich dem kleinen Stromstoß beim Einsteigen!* Auch beim Computer betrifft die Angst höchstens die möglichen Bedienungsfehler.

Ist es möglich, dass der Evolution mit der Angst ein Fehler unterlaufen ist? Nein: Die Natur machte und macht es immer wieder notwendig, sich der Angst *entgegenzustellen - um sie auf diese Weise auch zu kontrollieren:* Nicht nur war es nötig, wilde Tiere zu jagen, auch bei Alltagsentscheidungen in unserer Welt sind Ängste (z. B. Zukunftsangst, Verlustängste) ein wichtiger Regulator.

Es ist eben nichts eindimensional.

Vermeidung

Zunächst möchte ich behaupten: *Davonlaufen ist ein Segen für die Menschheit!* Die Menschheit wäre längst ausgestorben, hätten unsere Vorfahren nicht die nötige Portion Angst bekommen – Angst vor Schlangen, Klein- und Großtieren, vor der Finsternis, dem Fremden, dem Feuer. Man würde es sogar noch besser so formulieren: Menschen mit stärkeren Ängsten hatten bessere Überlebenschancen.

Jetzt drehe ich die Sache um: **Wer immer davonläuft, wird seine Ängste nie los.** Auch das ist richtig.

So ist es – und die beiden Feststellungen enthalten *keinen* Widerspruch. So etwas muss erklärt werden.

Während viele genetisch vermittelte Ausstattungs-Merkmale beim Menschen (relativ) stabil sind (z. B. die Augenfarbe), zeichnet sich Angst durch eine **hohe Situationsabhängigkeit einerseits und Beeinflussbarkeit** andererseits aus. Das Angstausmaß kann sich von Situation zu Situation ändern (Für die Dauer einer Minute, während der ein Hund an mir vorbeigeht) oder über einen Zeitraum von Jahren hinweg (Eine kindliche Angst vor dem Arzt verliert sich mit zunehmendem Alter).

Auch hier möchte ich darauf verweisen, wie „intelligent" die Entwicklung die *Modifizierbarkeit* der Angst angelegt hat: Was uns heute als bedrohlich erscheint, ist vielleicht morgen völlig ungefährlich. Gute Beispiele dafür wären folgende: Wenn ich ein Pferd zähme, wird aus einem „gefährlichen" ein „harmloses" Tier; mit zunehmender Übung als Skifahrer wird aus einem gefürchteten Steilhang eine harmlose Piste. Angst ist also „dehnbar" bzw. „anpassungsfähig".

Das Entscheidende dabei ist: Erfahrungen müssen sich immer wieder in den Körper „einschreiben". Ich muss also negative (der schmerzende Griff auf die heiße Herdplatte) wie positive Erfahrungen (Der große Hund beißt nicht) machen.

Jetzt noch zwei wichtige Punkte.

Punkt eins: *Wenn etwas passiert* (Der Hund hat mich tatsächlich gebissen) *wird dies leichter dauerhaft abgespeichert* als das Gegenteil: nämlich, dass etwas *nicht passiert* ist (Heute hat er nicht gebissen). Das liegt daran, dass beim erlittenen Biss völlig neue Qualitäten – der heftige Schmerz, die Wut auf das Tier, der Schrecken über die Wunde – hinzutreten. Wenn etwas nicht passiert, dann unterbrechen wir unseren eingeschlagenen Weg kaum.

Zweitens: Es gibt noch einen Grund: Schmerz, Wut und Schrecken treten evolutionär gesehen früher auf als der „logische Operator *Nicht*". Dass etwas „nicht" ist, weiß nur unser Großhirn.

Und schließlich: **Ich muss nicht unbedingt alles selbst erleben.** Es genügt, *wenn ich höre,* dass das Nachbarskind vom Hund gebissen wurde – und schon entwickle ich Angst vor diesem Tier. Das liegt daran, dass wir ein ausreichendes Einfühlungsvermögen besitzen und somit Empfindungen erleben, die so nahe an das heranreichen, als wäre es uns selbst passiert. Dazu kommt wieder das Großhirn – nunmehr *wissen wir auch,* dass der Hund einer ist, der beißt. Und nachdem es schmerzhaft sein kann, nehmen wir die *Nachricht* vom Biss eher an als die Beruhigung des Nachbarn: „Der beißt nicht, er spielt nur" (Viel Spaß Dogge!).

Und nun zurück zum Stichwort „Vermeidung".

Sich von der Angst befreien heißt: Die *wiederholten* persönlichen Erfahrungen machen, dass der Hund tatsächlich nicht beißt. Im Anschluss an den vorher erwähnten Punkt kann man daraus ebenso ableiten: Ich muss mich vermehrt auch den Informationen von anderen zuwenden – Erzählungen, Beschreibungen.

Der Hund musste bis jetzt als Beispiel herhalten. Das Gesagte gilt natürlich gleichermaßen für Höhen(-ängste), Brücken(-phobien), Spinnen(-ängste) etc. Der Kernsatz bleibt jedoch: Ich soll nicht vermeiden, denn sonst bleibt die Angst, wie sie ist.

Vielleicht noch eine Faustregel: *„Vermeiden" kann man einfach als das Gegenteil von dem auffassen, was man als „sich mit der Angst konfrontieren" oder „die Angst aushalten" bezeichnet.*

> Einer Gefahr auszuweichen, kann Leben retten. Einverstanden. Der Unterschied zwischen phobischen und nichtphobischen Menschen besteht darin, *was sie als Gefahr erleben und für wie gefährlich diese gehalten wird.*

Das klingt simpel, ist aber nicht wirklich einfach. **Denn wir haben uns schon viele Begründungen zurechtgelegt** warum es eigentlich „ohne Seilbahn auch geht", dass die „Aussicht vom Eiffelturm eigentlich nicht wirklich ihr Geld wert ist", und „dass man nicht in den dumpfen U-Bahn-Schacht muss, um nach Schöneberg zu kommen". Alles Begründungen – oder auch: Rechtfertigungen. Wir zählen alle diese Rechtfertigungsgedanken zum Vermeidungsverhalten (Andere würden es vielleicht Rationalisierung nennen).

Auf die andere Straßenseite gehen, um dem Hund *auszuweichen*, ist natürlich eine Vermeidung auf der offensten, der Verhaltens-Ebene. Oder: Gar nicht erst zur Prüfung anzutreten, oder: eine *Ausrede finden* für die Party am Samstag, oder: gleich in der Früh ab in den Supermarkt (da sind noch ganz wenig Leute), oder: ... Jetzt denk du noch über ein paar Möglichkeiten nach (die zu deinem eigenen Leben passen).

Es gibt noch weitere Formen der Vermeidung (Nochmals: Vermeidung ist eine Form der kurzfristigen Angstreduktion):

Ich gehe *in Begleitung* eines Freundes zur Party (zum Konzert …); Ich trinke vor der Prüfung noch *ein Bier;* Ich komme erst ins Kino, wenn der Film schon begonnen hat; Ich wähle mir Treffpunkte (Lokale ...) aus, *wo mich keiner kennt* …

Nun, es ist natürlich o. k., wenn ich Dinge in Begleitung einer anderen Person erledige, wenn ich mich an bestimmten Orten sicherer fühle, oder wenn ich nicht unmittelbar am „scharfen Hund“ vorbeigehe. Ich muss mir jedoch immer bewusst sein, **dass es sich bei der Angst um eine Einschränkung meiner Möglichkeiten handelt.**

Fürs Erste sollte jetzt genug zum Thema „Vermeiden“ gesagt sein – wir kommen bestimmt wieder darauf zurück. **Angstbehandlung wird sich immer mit dem Abbau des Vermeidungsverhaltens befassen müssen.**

Sensibilisierung und Desensibilisierung

Manches klingt ein wenig seltsam – aber auch darauf muss man sich einlassen.

Landauf, landab wird Folgendes berichtet: Wenn man sich einer Angst aussetzt – sich also überwindet, einen kleinen Hund zu streicheln –, dann wird man schon nach kurzer Zeit ein Nachlassen der Angst bemerken. Dann: noch mehr streicheln, und die Angst verschwindet gänzlich. Nun wage ich den nächsten Schritt und versuche es mit einem etwas größeren Hund etc. So ist das immer wieder passiert: bei „Brückenängsten", beim Zahnarzt, beim Referieren vor Publikum, im Supermarkt (und anderen Menschenansammlungen), beim Rendezvous …

Im Allgemeinen wird dieses Vorgehen als eine Form von *Desensibilisierung* bezeichnet. Man begegnet dem „angstbesetzten Stimulus" (kein schöner Name für einen Hund) in kleinen Schritten, und immer so, dass man das Gefühl hat, es noch ganz gut bewältigen zu können. Das kann durch Entspannen unterstützt bzw. begleitet sein: In aller Regel geht man so vor, dass man im Sinne einer „Hierarchie" ganz „unten" – also mit dem am wenigsten gefürchteten Hund — beginnt und schließlich bei ziemlich großen Hunden „geheilt" aufhört.

> Rein sprachlich unterscheidet man in Fachkreisen gerne zwischen *Konfrontation in vivo* (d. h. Konfrontationstherapie in der „realen Welt") und der *Desensibilisierung*. Letztere ist ebenfalls eine Konfrontationstherapie, jedoch nur in der Vorstellung.

Aber nun zum versprochenen „Seltsamen": **Manchmal funktioniert es umgekehrt: Die Angst nimmt zu statt ab.**

Was ist passiert? Das ist gar nicht so einfach zu beantworten.

Eine erste Erklärung wäre natürlich, dass im Vorgehen Fehler gemacht wurden: Es wurde die *behutsame* Steigerung nicht berücksichtigt (d. h. zu früh zu einem größeren Hund gewechselt). Unser „Kandidat" ist also schon zum nächsthöheren Schritt gegangen, bevor er noch den früheren wirklich gut beherrscht hatte.

Für die „Brücke" könnte man dies so formulieren: Die Person hat sich mit Mühe über einen Steg gerettet (über den sie sich früher nicht drüber getraut hatte). Zweifellos war dies ein „Erfolg". Es war jedoch noch zu wenig, um den nächsten Schritt in Angriff zu nehmen. Sie hätte einen kleineren (kürzeren) Steg *mehrfach mühelos und angstfrei* überqueren sollen, ehe sie den nächsten Schritt (die etwas breitere Brücke) in Angriff nahm. **Auf diese Weise kann man die Angst sogar steigern.**

Eine zweite Erklärung für die *Sensibilisierung*: falsche Diagnose.

Unter den Ängsten gibt es eine Diagnose, die man „generalisierte Angststörung" nennt. Im Gegensatz zur Phobie – hier haben wir ein ziemlich klar umschriebenes Objekt (Hund, Brücke) oder eine ebenfalls klare Situation (Prüfungssituation, Vortrag, Supermarkt) — ist bei der *generalisierten Angststörung* die Angst nicht „gerichtet", sondern ich fühle mich wie von ihr durchflutet. Häufig ist es so, dass Menschen gar nicht angeben können, wovor sie Angst haben. Diese Menschen sind „sehr besorgt" (auch im Hinblick auf Mitmenschen) oder so ängstlich, dass man den Eindruck bekommt, es gibt nichts, wovor sie sich *nicht* fürchten (siehe S. 112).

Und so kann es vorkommen, dass die Person *auch* vor Hunden Angst hat. Wird nun die „Hundeangst" desensibilisiert, so kann dies kaum erfolgreich sein, *weil das „Angstmeer" ständig nachdrängt.* Es ist so, als würdest du beim Spazierengehen im

Landregen ständig versuchen, deine Haare trocken zu wischen. Es kann nicht funktionieren.
Anmerkung: Wir kennen auch Menschen, die so ängstlich sind und sich vor *zahlreichen* Situationen und Objekten fürchten. Es braucht daher eine genaue Analyse, ob dies eine Ansammlung von einzelnen Phobien ist (auch Phobien können stark „generalisieren“ – also sich auf ähnliche Objekte oder Situationen ausbreiten), oder ob es doch in Richtung „generalisierter Angststörung“ geht.

Vielleicht noch ein Hinweis: Beim Vorliegen einer sehr allgemeinen Ängstlichkeit und Anspannung ist es auf alle Fälle angeraten, eine Spezialistin aufzusuchen. Es ist nicht auszuschließen, dass dies ein Vorzeichen eines weiteren Krankheitsprozesses ist, den nur diese zu erkennen vermag.

WICHTIGE BEFUNDE ZUR DEPRESSION

Überblick

Ich habe eingangs schon erwähnt, dass Depression und Angst sehr eng zusammenhängen, und demnach ist es höchst empfehlenswert, *auch die Texte zur Angst* genauer unter die Lupe zu nehmen, selbst wenn du „primär" depressiv verstimmt bist. Nachfolgend beschreibe ich allerdings Ansätze, die durchaus als spezifisch für Depression angesehen werden.

Dabei beginne ich mit dem charakteristischen **Grübeln** (S. 60). Dieses gilt als Symptom, neuerdings aber *auch als Ursache* für Depression. Ebenfalls als sehr charakteristisch können **Kausalattributionen** angesehen werden, das sind jene *Erklärungen, die ein Individuum für seine persönlichen Erfolge oder Misserfolge vorbringt* (S. 63). Kurz gesagt: Eine depressive Person behandelt sich dabei recht „schlecht" (Selbstbeschuldigungen etc.)

Als **Verstärkerverlust** bezeichnet man es, wenn eine Person wenig „Belohnung" (Erfolgserlebnisse, Anerkennung, Komplimente, beruflichen Aufstieg etc.) erfährt. Ich bezeichne dies als (absolut notwendige) „seelische Nahrung". Auffallend hierbei ist, dass die Menschen oft diesen „Belohnungen" aus dem Weg zu gehen scheinen (S. 67).

Schließlich noch das **autobiografische Gedächtnis** (S. 69). Wenn wir die hinreichend bekannte These aufnehmen, dass die Phase der Kindheit wichtig sein kann für die psychische Verfassung einer erwachsenen Person, so nehmen wir hier einen besonderen Aspekt heraus: *Bildhaftes Erinnern bildet einen Schutzschirm gegen Depression.*

Lasse dich jetzt auf spannende Themen ein, und vor allem, versuche, die Erkenntnisse „prüfend" auf dich zu übertragen.

Das Grübeln depressiver Menschen

„Ein- und Durchschlafstörungen, Appetitstörungen, ein Gefühl von Druck auf der Brust, Grübeln …“, so bzw. so ähnlich lauten die Symptome depressiver Menschen.
Wenn einer also in kreisenden Gedanken verhaftet war, wiederkehrende Selbstvorwürfe äußerte, wiederkehrende Fragen stellte …, dann nannte man es **Grübeln**. In der englischsprachigen Wissenschaft wird *Grübeln* mit *rumination* übersetzt, das inzwischen als **Ruminieren** auch schon seinen festen Platz im deutschen Sprachraum gefunden hat.

„Ich saß da und fragte mich: „Warum, was ist los? Geht das denn überhaupt nie weg? Was mache ich falsch?“ und so weiter ging es im Kreis.“ So lauten Schilderungen von Menschen und es gibt wenig Zweifel daran, dass Depression und Grübeln zusammenhängen.

Ernst zu nehmende Wissenschafter bestritten dies zwar nicht, fanden jedoch eine völlig andere Art des Zusammenhangs, die nicht unbedeutend ist.

Was ist neu? **Grübeln bzw. Ruminieren wird nun weniger als ein Symptom der Depression gesehen, sondern als Mit-Ursache bzw. Risikofaktor für das Entstehen und Persistieren von Depressionen.**

Die Kernaussage ist demnach: Menschen, die eine Tendenz zum Grübeln aufweisen, haben ein erhöhtes Risiko, an einer Depression zu erkranken. Grübeln ist somit schon als Vorläufer einer Depression vorhanden.

Sollte ein gravierendes Problem, ein Schicksalsschlag, eine Dauerbelastung o. Ä. auftreten, so könnte sich ein „Grübler“ (bzw. eine „Grüblerin“) leichter in einer Depression verfangen.

Dazu wurde eine beeindruckende Studie durchgeführt, deren Kern ich dir hier vorstelle (Wie immer in solchen Fällen wurde eine größere Anzahl von Personen untersucht, damit das Ergebnis nicht nur auf einem zufälligen Einzelfall basiert, sondern als gut abgesichert gelten kann). Es wurden Personen befragt und getestet, die einen Partner bzw. eine Partnerin hatten, der bzw. die an einer schwerwiegenden Krebskrankheit litt und möglicherweise innerhalb weniger Monate sterben würde (Alle Untersuchungen erfolgten selbstverständlich im ausdrücklichen Einverständnis mit den Betroffenen).

In der Tat verstarben, wie es zu erwarten gewesen war, etliche dieser „Partner", was natürlich bei allen Hinterbliebenen zu Trauer und Depression führte. Cirka ein halbes Jahr nach dem Todesfall wurden die Menschen ein zweites Mal befragt.

Und folgendes Ergebnis war nun sehr aufschlussreich: Personen, welche schon Monate *vor* dem Tod ihres Partners zum Grübeln neigten, litten ca. ein halbes Jahr nach dem beschriebenen Todesfall deutlich stärker unter Depressionen als jene, die nur geringe Tendenzen zum Grübeln zeigten (Die *anfänglichen* Depressionswerte waren bei beiden Gruppen von Menschen *gleich!*).

> Ein Mensch, der grübelt, bewegt sich gedanklich im Kreis und kommt zu keiner Lösung seiner Probleme. Die Patienten verteidigen sogar ihr Grübeln: „Ich muss ja nachfragen, sonst komme ich nie zu einer Lösung!" Es scheint so zu sein, dass diesen Menschen gar nicht bewusst ist, dass sie sich im Kreis bewegen.

Sehen wir uns nochmals genauer an, was unter Grübeln verstanden wird. Dazu folgende typische Sätze: *„Warum geht es mir so schlecht? Was kann ich tun? Warum ausgerechnet ich?"*

Die Sätze enden mit einem Fragezeichen, was in der Tat auf ein „Hinterfragen“ schließen lässt. Allerdings folgt nun kein Versuch, Antworten bzw. Lösungen aufzuspüren, sondern das Fragen geht weiter — im Kreis.

Einige von euch werden sich jetzt an die gute alte Schallplatte erinnen: Es ist, als wäre die Nadel hängen geblieben, und dieselben Fragen tauchen immer und immer wieder auf. Die Betroffenen „bleiben hängen“. Und genau das ist es.

Wir sind jetzt bei einer wichtigen Fähigkeit gelandet (die in diesem Fall nicht so gut funktioniert): das *Umschalten*. Wenn du dich erinnerst, habe ich mit dem Kapitel *Aufmerksamkeitslenkung* (S. 40) dem Thema einen eigenen Abschnitt gewidmet. Und genau darum geht es auch beim Grübeln.

„Ich bin schuld.“ Die Zuschreibung von Ursachen

Man kann nicht oft genug betonen, dass die Welt nicht so *ist*, wie wir glauben, dass sie ist, sondern **dass wir die Welt auf unsere persönliche Art und Weise wahrnehmen, beschreiben bzw. bewerten. Das trifft ebenfalls auf unsere Erklärungen zu, warum wir glauben, Erfolge oder Misserfolge zu haben** (In der Psychologie nennt man diese Urteile „Kausalattributionen“).

Wenn wir das nicht akzeptieren, werden wir immer wieder mit anderen Menschen in Konflikt geraten.

> Menschen haben generell die Tendenz, nach Ursachen von Geschehenem zu suchen. Diese Suche erfolgt aber nicht „kriminalistisch“ exakt, indem Indizien gesucht und geprüft werden, sondern vielmehr „aus dem Bauch heraus“.

Wenig überraschend ist es auch bei depressiven Menschen so. Depressive Menschen haben sogar ganz charakteristische Erklärungsmuster, die sie von nicht-depressiven Menschen unterscheiden.

Die Beurteilung von Erfolgen:
Depressive Menschen tendieren dazu, Erfolge, die sie haben, auf irgendeine Weise abzuwerten, selbst wenn die Erfolge selbst nicht wegzudiskutieren sind, wie z. B. eine sehr gute Note. Dazu gibt es mehrere Möglichkeiten: „Es war reines Glück“, „Der Lehrer hat bei mir alle Augen zugedrückt“, „Dieses Mal waren die Aufgaben so leicht wie nie zuvor“ ...

Ein nicht-depressiver Mensch hingegen würde sagen: „Dieses Mal war ich wirklich gut vorbereitet", „Die Lehrer waren streng, aber gerecht".
Die Beurteilung von Misserfolgen:
Verglichen mit Nichtdepressiven ist die Wahrscheinlichkeit erhöht, dass **ein depressiver Mann / eine depressive Frau glaubt, an seinem / ihrem Scheitern selbst schuld zu sein** (z. B. am Bruch einer Beziehung; für ein negatives Prüfungsergebnis …): „Ich werde es nie kapieren", oder: „Worum es auch geht, ich mache es kaputt" ...

Damit liegen *Tendenzen* vor, die sich über die Zeit hinweg aufsummieren, d. h. zu *mehr* Schuldgefühlen führen, *mehr subjektive* Versagenserlebnisse bescheren und folglich *mehr* Komplexe und *mehr* Verzweiflung einbringen.

Es zieht sich *über die Zeit hinweg* durch („Das war schon immer so und wird demnach auch in Zukunft so sein"), *über alle Inhalte* (Nicht nur in Englisch, auch in Mathematik ...; Nicht nur bei Prüfungen, sondern auch bei Stellenbewerbungen ...): Bei Misserfolg bin ich schuld, bei Erfolg war es eben eine der seltenen Ausnahmen. Das nennt man *depressive Ursachenzuschreibungen.*

Der Nichtdepressive macht es sich insofern deutlich leichter, als er sich nicht übermäßig belastet: Wenn etwas nicht klappt, dann war das dieser blöde Zufall; und wenn meine Mannschaft erfolgreich war, dann hatte *ich* einen wesentlichen Anteil daran!

Und jetzt zurück zum ersten Absatz dieses Abschnittes: **Wir sind es selbst**, die diese Ursachen-Zuschreibungen betreiben! Kann es sein, dass du aus einem Elternhaus kommst, wo du immer wieder gehört hast: „Du bist wirklich ein ungeschicktes Kind" bzw. „Deine Schwester war in deinem Alter schon viel besser“, dann liegt es doch nahe, dass du schließlich diese negativen „Urteile“ übernimmst!

Jedenfalls handelt es sich um tief liegende, **unreflektierte Gewohnheiten**, die mit einer subjektiven Überzeugung einhergehen, und sich in Summe äußerst negativ auf unser Leben auswirken können.

> „Kausalattributionen“ sind keine absoluten Wahrheiten, sondern resultieren aus anerzogenen Gewohnheiten. Demnach sollte es auch möglich sein, sie zu korrigieren.

Da es niemand so gerne hört, wenn man triumphierend behauptet „Ich war heute ganz toll“, aber auch nicht „Ich bin ein ewiger Versager“, **finden Ursachenzuschreibungen sehr häufig still und leise statt (für sich, in Gedanken).** Erstens wirken sie damit genauso (positiv oder negativ). Zweitens aber bringt das ein weiteres Problem mit sich: Andere haben wenig Möglichkeiten, deine Kausalattributionen zu korrigieren, genauso wie du weniger Möglichkeiten hast, von anderen günstigere Kausalattributionen „abzuschauen“.

Wenn du zu dieser Art von Menschen gehörst, die bevorzugt „depressive“ Ursachenerklärungen denken, solltest du langsam beginnen, **dich näher damit zu beschäftigen.**

Das beginnt mit einer *genaueren Selbstbeobachtung* — und einer „sanften“ Korrektur. Was ist mit „sanft“ gemeint: Du sollst *nicht das Pendel ins Gegenteil ausschlagen lassen:* Von „Ich bin eine Niete in Mathe“ wirst du nicht glaubwürdig dazu übergehen können, dich als „Mathe-Genie“ zu bezeichnen. *Auflockern* heißt die Devise: Die strengen Urteile *allmählich* abschwächen: „So schlimm war es heute nicht“ und „So super waren die anderen heute auch nicht", „Noch ein bisschen lernen, dann wird es passen". *Auf diese Weise kannst du langsam und glaubwürdig „die Seiten wechseln"*.

Wie mache ich aus einem „depressiven" Misserfolg („Ich bin zu blöd") einen relativen Erfolg („Es geht bergauf!")?

Studiere folgende Gedankenkette: „Einige liegen sogar hinter mir" – „Jetzt habe ich gecheckt, was ich falsch gemacht habe" – „Nächstes Mal einen Nachmittag lang vorbereiten" – „Nicht mein Lieblingsgegenstand, aber nicht ganz unwichtig" – „Ich werde bei Peter nachfragen, der kennt sich aus" – „Wenn ich diese Prüfung habe, bin ich über dem Berg".

Wenn du genau hinsiehst, dann merkst du, dass die Aussagen des letzten Absatzes selbst *keine* Kausalattributionen sind. Es ist aber ein (fiktiver) Gedankenweg, auf dem ich – ausgehend von einer depressiven Kausalattribution – zu einer realistischeren Beurteilung schreite.

Deine Aufgabe besteht jetzt natürlich in der Anpassung dieses Kapitels auf dein eigenes Problem: Was sind deine Erfolgs-/Misserfolgs-Attributionen? Sind sie tauglich, oder solltest du sie verändern? **Arbeite mit schriftlichen Aufzeichnungen!**

Bekommst du ausreichend Belohnung?

Ich habe bei einem Vortrag von einer 4:1-Regel gehört. Demnach bräuchte der Mensch, um zufrieden und ausgeglichen leben zu können, pro einer Kritik vier Mal eine positive Rückmeldung. Natürlich ist das nur eine Faustregel und überhaupt schwer zu belegen. Jede Kritik und jedes Kompliment fällt auf einen anderen Boden, zu einem günstigeren oder ungünstigeren Zeitpunkt, und schließlich kommt es darauf an, wie Lob und Kritik formuliert sind.

Lassen wir einmal diese Details beiseite und konzentrieren wir uns auf den Kern der Aussage: Der Mensch *braucht* positive Zuwendungen, Lob, Komplimente, Rückmeldungen etc. Natürlich könntest du dich in den Spiegel schauen und sagen: „hübsches Gesicht" – psychologisch wertvoller sind jedoch Rückmeldungen, wenn sie von anderen kommen, von Vorgesetzten, Freunden, oder auch von Fremden.

Es muss natürlich nicht beim verbalen Kompliment bleiben: Es könnte ein flüchtig zugeworfener Blick sein, ein „Daumen nach oben", ein Euro Trinkgeld mehr, die Lösung einer schwierigen Aufgabe, eine gute Zwischenzeit beim Marathon etc.

> Alles, was dich freut und positiv überrascht, ist eine Belohnung. Es lässt das Dopamin sprudeln und führt zu neuer Motivation.

Dopamin ist weithin (auch) als Glückshormon bekannt (nach oben stehender Definition nicht überraschend). Damit wäre das „Glücksgefühl" doch jedermann / jederfrau unbeschränkt zugänglich! Und doch scheint auch diese Bemerkung ihrenHaken zu haben:

Ein kluger Forscher hat festgestellt, dass depressive und selbstunsichere Menschen sich selbst um diese wichtige „Seelen-Nahrung" bringen, weil sie sich entziehen!

Ihre Leistungen, ihr Verhalten und Aussehen würden im Allgemeinen genauso viele positive Rückmeldungen erzeugen, aber *leider – sie entziehen sich*, und das auf zweifache Weise: Zum einen *meiden sie (du auch?) Situationen, wo man solche Rückmeldungen erhält* (in Gruppen, beim gemeinsamen Mittagessen, auf Partys – also überall, wo dich andere sehen und mit dir reden könnten), zum anderen jedoch, *weil sie (du) das erhaltene Lob zunichtemachen, sie (du)* werten es ab („Das war doch nur Zufall"), schieben es weg („Die Idee hatte eigentlich meine Freundin").

Wo also findest du deine überraschende Belohnung? Ich weiß es nicht. Ich weiß jedoch eines: Du musst dich (öfter) an unterschiedlichen Orten *exponieren*, andere Menschen treffen, neue Wege einschlagen, Tätigkeiten (Hobbys etc.) ausprobieren, *um die „Belohnungsrate" zu steigern.*

Wir haben gehört: Ausgetretene Pfade und Verhaltensroutinen bieten wenig „Belohnung". *Überraschende* „Erfolge" führen zur Ausschüttung von Dopamin. Also: Frag Kevin, ob er mit dir ins Open-Air-Konzert geht, sprich mit Fremden über deine Stadt, fahre in den Urlaub – dorthin, wo du noch nie gewesen bist!

„Ich bin, woran ich mich erinnere“ Autobiografische Erinnerungen

Jetzt wird es heiß.

Die Erinnerungen eines Menschen – wie könnte es anders sein? – tragen wesentlich dazu bei, wie ein Mensch sich fühlt, sie tragen bei zu seinem Selbstwert, zu seiner „Identität“ und letztlich auch zur Einschätzung seiner *zukünftigen* Möglichkeiten.

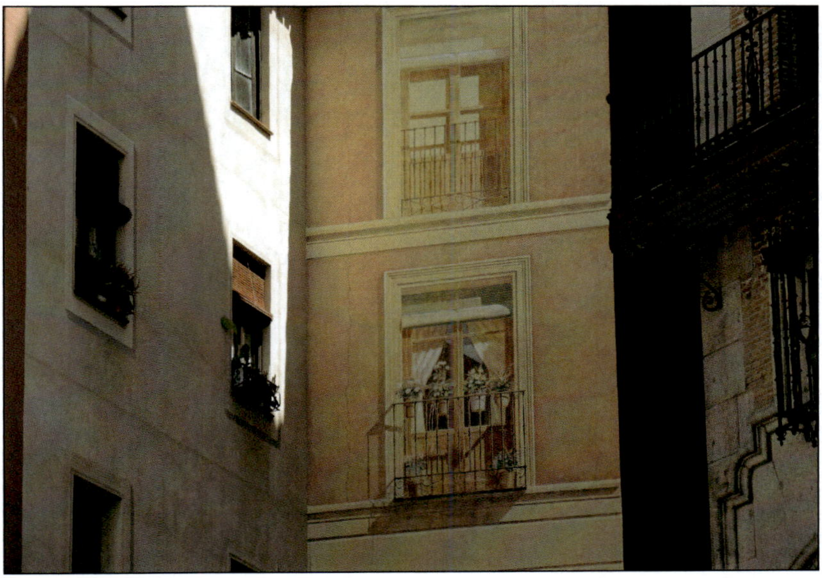

Abbildung 3: Es ist zwar nicht alles korrekt, woran ich mich erinnere, manches erfinde ich dazu, aber alles ist wichtig.

Wenn ich einmal auf dem Montblanc war, dann weiß ich, dass ich auch andere Berge bezwingen könnte. Es hebt aber auch mein Selbstbewusstsein, wenn ich auch *weiß*, dass ich auch schon in

Paris war und noch die „alten“ Twin-Towers in New York gesehen habe – das haben andere nicht und können es auch nicht mehr erleben! Irgendwie vergleichen wir uns ja doch auch ein wenig mit anderen, auch wenn man es nicht gerne zugibt.

> Persönlich Erlebtes bildet meinen Schatz an Erinnerungen — sie sind im sogenannten „Episodischen Gedächtnis“ abgelegt. Weil sie aus *meinem* Leben stammen, hat sich dafür auch der Begriff des *Autobiografischen Gedächtnisses* durchgesetzt.

Jedoch: Erinnern ist nicht gleich Erinnern! Ich kann mich zum Beispiel „täuschen“ – also falsch erinnern, ich kann eine nur vage, d. h. verblasste Erinnerung haben oder aber eine präzise, detailreiche.

Und hier liegt der Kern dieses Abschnittes verborgen: *In der Unterscheidung zwischen präzisen, punktuellen Erinnerungen und sehr allgemeinen Einschätzungen der Vergangenheit.*

Zunächst aber die zentrale Aussage, warum ich diesen Abschnitt hier überhaupt bringe: **Die Art meiner autobiografischen Erinnerungen hängt sehr stark mit Depression zusammen.**

Nun schrittweise.

Natürlich können wir positive und negative Erinnerungen unterscheiden. *Darum geht es hier nicht!* Es ist notwendig, zwischen *spezifischen und allgemeinen Erinnerungen* zu unterscheiden. **Eine spezifische Erinnerung liegt dann vor, wenn ich ein persönlich erlebtes Ereignis wachrufen kann, sodass ein Bild dazu entstehen kann.** Es soll allerdings ein Ereignis sein, das nicht so trivial ist, wie das tägliche Zähneputzen, sondern relativ einmalig.

Hier ein paar mögliche Beispiele für „spezifische Erinnerungen“: Ich fand am Heimweg von der Arbeit ein Rubbellos, das mir dann tatsächlich 30,— € einbrachte; oder: Ich habe als Messdiener den Wein am Kelch des Pfarrers vorbei geschüttet; oder: Mir fiel am Standesamt vor Nervosität der Ring aus der Hand.

Du siehst also, Positives und Negatives (aber das tut nichts zur Sache). Wichtig ist, dass es seltene, *konkrete, d. h. „spezifische“ Ereignisse* sind, an die wir uns erinnern.

Unspezifische Erinnerungen hingegen wären folgende: Jedes Jahr zur Weihnacht kamen alle Tanten zu uns; meine Kindheit in der Pfalz war ganz o. k.; wenn ich gegen Hans spielte, habe ich meistens verloren. In diesen Beispielen findet sich nie ein einzelnes „Original-Ereignis“ (und ich kann somit kein konkretes Bild damit verbinden), sondern es handelt sich um ein *Wissen oder um Urteile.* Wenn dir der Unterschied zwischen „spezifischen“ und „unspezifischen bzw. generellen“ Erinnerungen klar ist, dann möchte ich zu konkreten Ergebnissen weitergehen.

Je mehr spezifische Ereignisse du berichten kannst, desto besser bist du gegen Depressionen gewappnet. Dies wurde mit unterschiedlichsten Formen von Depression und unter Umständen, unter denen Depressivität auftreten kann, getestet.

Der dazugehörige Test ist relativ simpel: Man gibt einem Menschen ein Stichwort vor und 60 Sekunden Zeit für eine Antwort, die dann als „spezifisch“ oder „unspezifisch“ kodiert wird.

Die Instruktion lautet: *Sagen Sie mir bitte ein persönliches Ereignis, das mit dem Wort „erfreulich“ zusammenhängt* (oder „traurig“, „überraschend“ etc.). Wichtig ist es noch, festzuhalten, dass die Personen *vor Beginn des Tests* ganz offen und anhand von

Beispielen darüber instruiert wurden, was als spezifisch bzw. generell gewertet wird (So wie ich soeben dich instruiert habe).

Die Person weiß also genau, wonach sie in ihrem Gedächtnis „suchen“ soll. Findet sie nun keine „spezifische“ Antwort, dann hat sie ein solches Ereignis entweder nicht abgespeichert oder hat bloß momentan den „Schlüssel“ zu solchen Erinnerungen nicht parat.

Depressive Menschen – oder aber *momentan zwar nicht* depressive Menschen, die jedoch eine *frühere* Depression berichten oder eine starke Depressionsneigung aufweisen – *berichten weniger spezifische autobiografische Ereignisse.*
Was noch erstaunlicher ist: Wenn depressive Menschen nach erfolgreicher Behandlung (z. B. mit Infusionen) aus der Depression kommen und wieder in einer „normalen Stimmungslage“ sind, *geben sie unverändert gehäuft „generelle“ Erinnerungen an.* M. a. W.: **Die Befunde zum autobiografischen Gedächtnis sind unabhängig von der momentanen Stimmung, sondern erfassen eine überdauernde Disposition.**

Wenn nun eine „reduzierte Spezifität“ einer Person „überdauernd“ anhaftet, könnte man dann aus dem einfachen Gedächtnistest auf früher vorgelegene Depressionen schließen oder sogar später auftretende Depressionen vorhersagen? Genau das konnte belegt werden: Mit dem Gedächtnistest wurde belegt,

– dass „generelle“ Testergebnisse stärkere prämenstruelle Verstimmungen vorhersagten

– dass „generelle“ Testergebnisse postnatale Verstimmungen vorhersagten

– dass „spezifische“ Testergebnisse bei Alkoholikern eine raschere Erholung von einer Depression vorhersagten u. a. m.

Um jetzt zu *erklären, warum* diese Zusammenhänge zwischen autobiografischem Gedächtnis und Depression existieren, muss ich zunächst auf weitere wissenschaftliche Ergebnisse verweisen: **Wenn depressive Personen über ihre Kindheit nachdenken und sie beschreiben, dann fällt das Ergebnis deutlich negativer aus, als wenn dieselben Personen - jetzt jedoch im „nicht-depressiven" Zustand - ihre Kindheit schildern.**

Unspezifische Erinnerungen (*„Meine Kindheit war insgesamt recht gut"*) **sind instabil.** Das heißt nichts anderes, als dass die Erinnerungen im Fall von Stress, Belastung, Enttäuschung etc. „gleiten" können, sich also in Abhängigkeit vom jeweils überwiegenden Gemütszustand **verändern** können. Ein belasteter Mensch sieht seine Vergangenheit anders als ein momentan glücklicher Mensch. Und so könnte aus der eben genannten positiven Erinnerung eine negative werden (z. B. *„In meiner Kindheit war ich sehr viel alleine"*). Letztere steht jetzt nicht im direkten Gegensatz zu Ersterer, ist aber vom Ton her negativ gefärbt.

Habe ich konkrete, spezifische Erinnerungen im Gedächtnis abgelegt („Meinen 12. Geburtstag habe ich mit meinen Eltern in Venedig gefeiert"), dann kann ich diese nicht so leicht in negative Erlebnisse „umdeuten". Auf diese Weise schützen konkrete Erinnerungen vor einer negativen (d. h. depressiven) Interpretation der Kindheit.

Jetzt fragst du natürlich zu Recht: Und wie komme ich zu einem solchen „spezifischen Gedächtnis"?

Der Idealfall wäre natürlich der, dass du es aus deiner Kindheit mitbringst. Wenn dich deine Eltern nach dem Sonntagsausflug in den Zoo ins Bett stecken („Kind, du bist müde, jetzt schlaf schön“), dann ist das schon ganz gut. *Noch besser jedoch wäre Folgendes: Wenn Papi oder Mami dann noch die Zeit fänden, um mit dir den Ausflug noch ein wenig zu reflektieren oder zusammenzufassen!* „Welches Tier hat dir denn am besten gefallen? Weißt du noch, was der Unterschied zwischen einem Löwen und einem Tiger ist?“ Und so weiter. Das wäre eine „Nachhilfe“, genauer nachzudenken und letztlich sich alles präziser zu merken.

Du kannst aber dem Gedächtnis auch noch als Erwachsener nachhelfen! Wende dich den Dingen genauer zu: Alte Hausportale genauer ansehen, charakteristische Unterschiede zwischen Pflanzen analysieren, sich selbst „Prüffragen“ zum eben gesehenen Film stellen (Wie hieß der Protagonist, wo spielte die Szene …?), genau dasselbe kannst du nach dem Nachrichten-Hören machen: Wo fand diese Konferenz statt? Wie hieß noch der Flughafen von Madrid?

Es geht hier nicht darum, einmal ein Rätsel zu lösen. Es geht vielmehr darum, die *grundsätzliche Haltung und Einstellung zu entwickeln, genauer hinzuhören und aufmerksamer zu werden für Details.* Das lernt man nicht auf einen Schlag (wie ein Gedicht), es lässt sich aber langsam *entwickeln.*

Vielleicht machst du es dir zur Gewohnheit, einen Zettel mit Stift zurechtzulegen, um dann Fragen niederzuschreiben. Zunächst wirst du vielleicht feststellen: „Ich habe zu wenig hingehört.“ Später aber wirst du jedes Buch aufmerksamer lesen, eventuell zurückblättern, wie die Szene X nun wirklich lief und auch Gesprächen aufmerksamer folgen (siehe dazu auch S. 115, die „Achtsamkeit“).

LERNEN ALS ZENTRALE VORAUSSETZUNG FÜR THERAPEUTISCHE VERÄNDERUNG

Das „Wunder Mensch" wird gerade mit scheinbar rasender Geschwindigkeit entschlüsselt. Wir wissen mehr und mehr über Zelloberflächen, die Bedeutung von Neurotransmittern und deren Kreisläufe, die Rolle des Immunsystems bei der Partnerwahl … und es sieht fast so aus, als könnten wir den Menschen mittels bildgebender Verfahren beim Denken zusehen.

Kein Wunder, dass die Idee von der (sehr komplexen) Maschine aufkommt, deren „freier Wille" nicht mehr als eine Illusion sei. Es ist wohl richtig, dass frühe Erfahrungen nach ihrer Abspeicherung („Input") das Denken, Fühlen und Handeln von Menschen lenken – umso wichtiger ist es daher, dass der Mensch schon früh mit einem für ihn günstigen Input versorgt wird. Um dieses „Angebot" kann er sich bemühen. Unabhängig davon, wie groß letztlich der Spielraum für einen „freien Willen" ist, steht fest: **Je umfassender und differenzierter ich als Kind lerne, desto differenzierter ist schließlich das Verhaltensrepertoire, auf das ich als Erwachsener zugreifen kann.**

Was ich über Lernprozesse verinnerlicht habe, steht mir zur späteren Verwendung zur Verfügung. Daher ist es entscheidend, *welche* Inhalte schon dem Kind zur Verarbeitung angeboten werden.

Damit wird eines klar: **Eine Vielzahl von Lernprozessen** entscheidet beim Menschen über Gelingen oder Misslingen seiner Lebensgestaltung. In welches Lernfeld ein Kind zu welcher

Zeit hineingeboren wird, obliegt wohl den Eltern, dem nahen Umfeld, den Medien und ein Stück weit dem Zufall.

Eine Vielfalt an Lernformen steht dem Menschen bis ins hohe Alter — dann allerdings mit abgeschwächter Effizienz — zur Verfügung. Ich werde sie nun — infolge der gebotenen Kürze leider nur unvollständig — darstellen.

Versuch und Irrtum (einfacher: „Ausprobieren") ist ein relativ aufwendiger und z. T. risikoreicher Prozess. So könnte ich sogar Autofahren lernen, aber das Risiko für einen Crash wäre nicht unerheblich. Je nach Komplexität der angepeilten Kompetenz könnte es auch zu lange dauern.

Lernen von einem *Vorbild (Modell) bzw. durch Imitation* ist deutlich ökonomischer, beinhaltet aber immer noch Risiken. Wenn ich eine sozial kompetente Person als Vorbild habe, kann ich in kürzester Zeit komplexes Sozialverhalten (oder anderes) erwerben. Als Prototypen *negativer* Vorbilder werden häufig Filme mit Gewaltszenen erwähnt. Diese sind besonders gefährlich, wenn das Kind noch keine gefestigten Wertvorstellungen ausgebildet hat. Sind bereits klare Einstellungen entwickelt, können mich Gewaltfilme sogar in meiner ablehnenden Haltung verstärken.

Das „klassisch" schulhafte Lernen — *Einpauken*. Listen von Vokabeln und Regierungszeiten von Herrschern wurden häufig auf diese Weise gelernt: wiederholen, wiederholen!

Die *Klassische Konditionierung:* Wer kennt ihn nicht, den Pawlowschen Hund? Der Hund, der immer auch einen Glockenton zu hören bekam, wenn er sein leckeres Fleischhäppchen erhielt, begann bald schon zu speicheln, auch wenn nur die Glocke erklang. Du kennst sicher auch viele Verbindungen dieser Art, die wie Reflexe wirken (Reflexe i. e. S. sind angeboren).

„Lernen am Erfolg" (in der Fachsprache: *Operante Konditionierung*): Zeigt sich auf ein bestimmtes Verhalten hin ein

„Erfolg" (m. a. W.: eine „Belohnung"), dann werde ich das unmittelbar vorher gezeigte Verhalten wohl öfter zeigen. Eine bestimmte Schach-Eröffnung, das feste Schütteln vor dem Würfeln, ein Gebet vor der Prüfung: Vieles kann einem Erfolgserlebnis vorausgehen. Vertreterprovisionen, Prämiensysteme sind z. B. systematische Anwendungen dieses Prinzips: Auf diese Weise wird die Verkaufstätigkeit gefördert (Ob ein Verhalten nun tatsächlich in einem *ursächlichen* Zusammenhang mit dem Erfolg steht, ist zunächst unerheblich; falls nicht, nennt man es ein abergläubisches Verhalten).

Instruktion: Das ist „der" Fall von IKEA. Millionen von Möbeln wurden nach präzisen Anleitungen erfolgreich zusammengebaut. Gute Pädagogen geben ebenfalls gute Instruktionen: In der Grammatik (und anderswo) würde man solche Instruktionen „Regeln" nennen.

Zahlreiche Verhaltensweisen sind biologisch (z. B. hormonell, genetisch) oder durch Druck (z. B. Verletzungen, vorgehaltene Waffe, Umleitungsschild) gesteuert. Wenn ein Mensch *darüber hinaus ein bisher nicht vorhandenes Verhalten dauerhaft erwirbt* (genauer: die Fähigkeit zu einem solchen Verhalten), so wird dieser Erwerb in der Psychologie als *Lernen* bezeichnet.

Dazu noch drei wichtige Punkte:

Der Mensch verwendet, je nach Problemstellung bzw. Ereignissen, die auf ihn zukommen, unterschiedliche Lerntechniken, wobei die „Auswahl" häufig nicht bewusst erfolgt. Manches erfolgt durch schlichtes „Dabeisein" (wie Kinder das Kochen der Eltern mitbekommen und imitieren), manches prägt sich durch die Stärke einer Reaktion ein (heiße Herdplatte, Übelkeit), manches erfordert allerdings höchste Konzentration und Aufmerksamkeit, sonst würde es unbemerkt an uns vorübergehen (z. B. das Verstehen *komplexer Zusammenhänge*: So bedarf es manchmal genaueren Nachdenkens um zu erkennen, welche politische Position eine bestimmte Zeitung vertritt).

Ein wichtiger Punkt hinsichtlich des Lernens ist noch, dass das ganze Spektrum — vom *elementaren Verhalten* (Zum Absperren muss man den Schlüssel nach rechts drehen) bis zu höchst komplexen Zusammenhängen (z. B. ein differenziertes politisches Bewusstsein) — gelernt wird.

Und schließlich möchte ich noch einem weitverbreiteten Irrtum vorbeugen: „*Verhalten*" ist nicht nur grobmotorisches Verhalten (mit dem Hammer einen Nagel einschlagen), sondern umfasst auch sämtliche kognitiven Aktivitäten (Probleme lösen, Abfolgen merken), bis hin zum physiologischen „Verhalten" (Blutdruckanstieg, Pulsregulierung, Erröten).

Hinsichtlich der *persönlichen Lerngeschichte* kann es manchmal hilfreich sein, zu wissen, wie mein Problemverhalten entstanden ist, große Teile wird man allerdings nicht mehr rekonstruieren können. Es ist übrigens frappierend, zu sehen, wie sehr Erinnerungen auseinanderklaffen, selbst unter Menschen, die Zeugen ein und desselben Ereignisses wurden. **Die Meinungen unter Experten gehen allerdings auseinander, wie wichtig die „korrekte" Rekonstruktion der Vergangenheit überhaupt ist.**

Werden auch „psychische Störungen" erlernt? Wenden wir uns nun anhand von einigen Beispielen möglichen Entstehungswegen von psychischen Problemen zu:

Hat eine Mutter Angst vor Hunden, dann wird es nicht verwundern, dass ein Kleinkind ebenfalls den Hund scheut. Das ist wohl der einfachste Fall von „Lernen am Modell".

Als Therapeut hört man immer wieder: „Meine Mutter hatte auch schon Panikanfälle.“ Nun wird man aber bestimmt Panikanfälle nicht bewusst nachmachen. Eher könnte man hier eine *Bahnung* vermuten: Wenn schließlich eine belastende Situation auftritt, dann liegt bereits eine „Schablone“ für eine mögliche Reaktion im Stressfall vor. Hier würde auch die Deutung hineinpassen, dass erhöhte *Erwartungshaltungen* vorliegen, sodass Panikanfälle leichter „ausbrechen“ könnten.

Manches dysfunktionale Verhalten ist aber auch das *direkte* Resultat einer erzieherischen Beeinflussung: „Es gehört sich nicht, dass ...“, oder das unselige „Aus dir wird nie etwas werden“. Dutzendfach gehört, formt sich aus solchen Einflüsterungen ein Selbstbild bzw. eine Haltung, die schließlich „fruchtet“: Man wird sich nichts zutrauen, sich selbst schlecht beurteilen, gar nicht erst um eine Stelle bewerben («Weil es natürlich bessere BewerberInnen gibt“) ...

Solche Prägungen gibt es natürlich auch bei Erlebnissen, die nur schwer sprachlich fassbar sind. Ein klassisches Beispiel hierfür möchte ich nennen: Kinder „spüren“, ob sie geliebt werden oder nicht, ob sie in einer emotional stabilen Umgebung leben oder nicht. Sie können es nicht sprachlich benennen, *weil die Erlebnisse schon vor dem Spracherwerb auftreten*, oder aber, weil die „Zeichen“ *zu subtil bzw. widersprüchlich* sind und somit nicht entschlüsselt werden können (Stichwort: Double-bind).

Noch ein letztes Beispiel, das ebenfalls zu den häufig vorkommenden Entstehungswegen von seelischen Problemen gehört: *Traumatisierung* durch einen „Schicksalsschlag“. Ob ein solcher Schicksalsschlag tiefe Wunden schlägt, hängt seitens des Kindes natürlich von den bereits entwickelten Bewältigungs-Ressourcen ab (und selbstverständlich von Bewältigungs-Hilfen, die dem Kind geboten werden).

Diese Widerstandskraft *(Resilienz)* ist oft ganz erstaunlich, kann aber drastisch erlahmen, wenn einem Trauma ein (ähnliches) zweites folgt: *Re-Traumatisierung.* Kann man einen einmaligen Schicksalsschlag noch „kognitiv wegstecken“ (z. B. „Pech gehabt“), so besteht im Wiederholungsfall die Gefahr der „Generalisierung“: Aus dem einmaligen „Pech gehabt“ wird eine Grundeinstellung: „Das Leben ist eben grausam“, und aus der Verantwortungs-Zuschreibung an das „Schicksal“ wird eine personalisierte Zuschreibung: „Wahrscheinlich liegt es an mir.“

In Summe gilt die Regel, dass auch abweichendes Verhalten mit denselben Lernmechanismen erworben wird wie „angepasstes“ Verhalten. Mit weiteren internen Verarbeitungsschritten kann das entstandene Defizit entweder kompensiert werden, oder aber die Spirale führt zu weiteren Abweichungen.

Diese Beispiele habe ich natürlich nicht ganz zufällig gewählt, sondern sie zeigen einen breiten Querschnitt, wie er täglich in der psychotherapeutischen Praxis auftritt. Viele andere und unterschiedliche „Fälle“ kommen vor. *Ich möchte jedoch betonen, dass man m. E. nicht ewig bei der verzweifelten und oft vergeblichen Ursachenforschung hängen bleiben soll, sondern sich der Planung und Durchführung von therapeutischen Schritten zuwendet, die sich - nach vorne gerichtet - an den Möglichkeiten und Erfordernissen des kommenden Lebens orientieren.*

Keinesfalls möchte ich damit sagen, dass das natürliche und nachvollziehbare Bedürfnis nach Ursachenforschung unterdrückt werden soll!

THERAPEUTISCHE ANSÄTZE

Erst seit wenigen Jahren ist die Ausbildung und Zulassung von PsychotherapeutInnen zur Berufsausübung — „Psychotherapie" — gesetzlich geregelt. Das bedeutet aber nicht, dass es sich um eine neue Erfindung handelt, sondern ganz im Gegenteil: In der Erziehung von Kindern, bei der Bewältigung von Traumen, nach dem Verlust geliebter Menschen, bei der Einstimmung kriegerischer Horden auf ein Gefecht ... **psychologische Intervention war immer schon gefragt.**

Mit der Professionalisierung der Psychotherapie begann der Wettbewerb um die Optimierung der nunmehr systematisch eingesetzten Behandlungsverfahren. Dazu kommt, dass mit der fortschreitenden Akademisierung der Psychotherapie die Karten auf den Tisch gelegt wurden und das Wissen zum „öffentlichen Gut" wird.

Mit der gleichzeitigen Zunahme an Bildung kann man davon ausgehen, dass sich Menschen psychologisches Wissen vermehrt aneignen und selbst zu „TherapeutInnen" oder kritisch reflektierenden KlientInnen werden.

Psychotherapierichtungen („Schulen") wurden meist von charismatischen Personen begründet, denen es jeweils auch gelang, einen Kreis von Anhängern um sich zu scharen. Eine Ausnahme davon stellt die Verhaltenstherapie dar, die ihre Wurzeln verstärkt in der universitären Forschung hat.

Wenn es zu Beginn dieses Jahrtausends eine beobachtbare Tendenz gibt, dann ist es die der **Überwindung der Aufteilung in**

verschiedene Therapieschulen. Nicht nur, dass TherapeutInnen oft in mehreren „Richtungen“ ausgebildet sind, auch die Schulen selbst übernehmen gegenseitig Methoden anderer Gruppierungen.

Mit dem Prozess des Zusammenrückens der Therapieschulen wird es auch leichter möglich, „Richtungen“ unmittelbarer zu vergleichen. Das wiederum ermöglicht die Heraus-Destillierung der wirksamen Elemente, und es zeigt sich, dass es tatsächlich zahlreiche Gemeinsamkeiten gibt.

Parallel zu den praktischen Erkenntnissen häufen sich wissenschaftliche Belege, die ebenfalls ein weiteres Zusammenrücken suggerieren. Es wäre auch nur schwer zu verstehen, warum die „Psyche“ von PatientInnen der unterschiedlichen Schulrichtungen unterschiedlich funktionieren sollten.

Im gleichen Maß stellen wir fest, dass sich viele therapeutische Elemente (Methoden) *auch krankheitsübergreifend ähneln.* Das ist auch einer der Gründe, warum ich in diesem Buch in bestimmten Bereichen nicht zwischen Angst- und Depressionsbehandlung unterscheide (in anderen natürlich schon wieder).

Es gibt also große Überschneidungsbereiche. Als solche möchte ich hier nur kurz ansprechen: Analyse des Verhaltens, Aufzeichnungen und Erfolgsüberprüfungen, kognitive Funktionen ...

Bei den folgenden Darstellungen halte ich mich an das Vorgehen, wie es sich in zahlreichen Behandlungen bewährt hat. Besonderes Augenmerk werde ich praktischen Aspekten der Durchführung einzelner Behandlungsaspekte widmen.

Die Analyse des Verhaltens

Wie erwähnt umfasst der Verhaltensbegriff innere körperliche Prozesse (Herzklopfen und Pulsschlag), geistige Aktivitäten (Kopfrechnen, Reiseplanung), emotionale Befindlichkeiten (sich schämen, freuen), Dispositionen (noch nicht realisierte Absichten, Abhängigkeiten) genauso wie motorisches Verhalten (Tanzen) u. a. m.

Grundsätzlich gilt, dass Verhalten biologische Grundlagen hat (Gene, Hormone, Gefäßzustand, Ernährung), erworben werden kann (durch Erziehung, Nachahmung, kreative Schöpfung etc.) und einem Modifikationsdruck von außen unterliegt (Ein Umleitungsschild erzwingt eine Richtungsänderung).

Die *Verhaltensanalyse* versucht nicht nur, das Problemverhalten möglichst präzise zu erfassen, sondern auch die sogenannte „Lerngeschichte" zu rekonstruieren: Wie kam es dazu, dass ich zu trinken begann, und was trägt dann bei, dass ich nicht aufhören kann? Gab es auslösende Ereignisse, Vorbilder, gab es einen Gruppendruck (einzelne Personen). Warum konnte ich mich nicht erwehren? Hatte ich eine falsche Gefahreneinschätzung? Welche alternativen Verhaltensweisen (andere Getränke, Wechsel der Gruppe) wären möglich gewesen? ... Subjektive Begründungen, anhaltende Konflikte, veränderte Einstellungen? Welche Versuche der Korrektur meines Verhaltens habe ich unternommen?
Es ist allerdings anzunehmen, dass die „historische" Rekonstruktion sehr fragwürdig ist: Allein durch die Konsumtion einer Überfülle an „Modellverhalten" (Kino-, Fernsehfilme) ist trivialerweise jedes Problemverhalten herleitbar. Man wird sich daher auf individuelle Besonderheiten beschränken.

> *Verhaltensanalyse* nennt man die möglichst exakte Erfassung des Problems bzw. des problematischen Verhaltens. Dabei wird nach allen Bedingungen gesucht, die das Verhalten auslösen und aufrechterhalten.

Einen wichtigen Aspekt der Verhaltensanalyse stellen die *Therapieziele* dar. Hier lauten die Fragen: Welches Verhaltensrepertoire ist vorhanden, z. B.: Was könnte die Person in der Zukunft beruflich machen; in welche Richtung gehen die vorhandenen *Motivationen* (Sprachen lernen, Sport, Geld anhäufen …), vertragen sich das momentane Umfeld und die Zielvorstellungen? Wie müsste die *Abfolge der Lernschritte* aussehen, dass ein Erfolg wahrscheinlicher wird? Sind die *Grundfertigkeiten* gegeben, um den Entwicklungsprozess selbst in die Hand zu nehmen (soziale Fertigkeiten wie Kontaktaufnahme, Hilfen einholen, realistisches Bewerten von Möglichkeiten …)?

Aus dieser kurzen Beschreibung folgert, dass eine hilfreiche Verhaltensanalyse ein sehr umfangreiches Unterfangen werden kann, das etliche (Therapie-)Stunden in Anspruch nimmt. Möglicherweise müssen die Erkenntnisse später revidiert werden. Mitunter wird man sich mit „vorläufigen Modellen" begnügen. Im Zuge der Umsetzung der ersten Schritte wird man vielleicht erkennen, dass „kleinere Schritte" nötig sind, oder dass die Ziele insgesamt zu hoch gesteckt sind.

Am besten fängst du mit einer freien Beschreibung in Form des klassischen Tagebuches an (Nochmals: Ehrliche Aufzeichnungen, anders macht es wenig Sinn). Was wollte ich gestern Abend machen, was habe ich mich nicht getraut, mit wem bin ich weggegangen (wollte ich nicht mit jemand anderem weggehen), was habe ich getrunken (warum?), habe ich „nur mitgemacht“ oder habe ich Vorschläge eingebracht?

Mach das zwei Wochen und lies es durch. Jetzt kommt die kritische Bewertung: Zeit vertrödelt? Immer das gemacht, was die anderen wollten? Sind es die Leute, die ich mag? Habe ich zu viel getrunken?

Das wäre eine Möglichkeit. Eine erweiterte Version wäre die, *dass du dir Dinge vornimmst* (Personen, Orte, Unterhaltungen) und anhand der Tagebuchaufzeichnungen anschließend feststellst, wie sehr du davon abgewichen bist.

Schließlich könntest du genaue Protokolle führen (je nach Zielverhalten): Wann exakt du arbeitest, wann du trödelst, grübelst ... Hiefür kannst du Listen oder Tabellen verwenden, die dir die Augen öffnen können. Ein kleines Beispiel dazu:

An der Universität haben wir einmal genau das zum Thema gemacht: StudentInnen mussten *einschätzen*, wie viele Stunden sie täglich für die Uni verwenden. Unabhängig davon wurde eine zweite Gruppe instruiert, Tagesprotokolle zu führen, mit *allen Aktivitäten* (die Tante besuchen, Einkaufen ...).

Die Ergebnisse waren ernüchternd: Die einfachen „Einschätzungen“ und die systematischen Protokolle unterschieden sich wie Tag und Nacht. Mit den „Einschätzungen“ überschätzten die StundentInnen die tatsächlich aufgewendete Zeit (nach den genauen Protokollen) um ein Vielfaches!

Ich hoffe, dass damit der Wert/Sinn einer *exakten* Analyse des Verhaltens klar wurde.

Der Königsweg: Das gekonnte Hinterfragen

„An den Fragen merkt man, ob jemand etwas verstanden hat." Oder: „Mit Fragen kommt man überall hin." Das richtige Fragen ist zweifellos der Königsweg, auch in der Psychotherapie.

Es bestehen nur geringe Unterschiede zwischen der Befragung durch andere und der Selbstbefragung.

Ich gehe einmal davon aus, dass psychische Störungen zunächst auch etwas Unergründliches an sich haben: Woher? Warum? Wieso ich? Warum ausgerechnet das? Ganz egal, ob deine Therapeutin / dein Therapeut oder du selbst es bist, *der Schlüssel zur Lösung des Rätsels ist die Frage.*

Wenn du einmal anfängst, dich mit „Fragen" grundsätzlich zu beschäftigen, wirst du eine Vielfalt entdecken, die du vielleicht bisher nicht zu träumen gewagt hattest. Grenzen wir es zunächst durch *die beiden Extreme* ein: Das sind die „geschlossene Frage", d. h. die Frage nach einer einzig möglichen Antwort („Wie spät ist es?"), und die völlig „offene Frage", die die Tür zu Tausend Antworten öffnet („Erzähl mir doch etwas von dir.")

Dazwischen gibt es Fragen, die *das Gespräch lenken* („Und wie ging es weiter?"), die *rückversichern* („War das Auto wirklich blau?"), die *der Strukturierung dienen* („Welches von beiden ist dir lieber?"), Fragen als *Denkhilfe* („Vielleicht kennst du ihn vom Sport?") und viele andere.

Gehen wir doch von unserer Problemstellung aus (Woher kommen meine Ängste, meine Depressionen, und wie kann ich sie beherrschen lernen?), dann stoßen wir auf folgende Problemgruppen, die wir mithilfe von Fragen zu lösen versuchen:

1) Wir werden versuchen, „vergessene“ Ereignisse wieder in Erinnerung zu rufen.
2) Wir werden Hypothesen (d. h. Vermutungen) aufstellen.
3) Wir werden diese Hypothesen testen.
4) Wir werden Beobachtungen durch Beispiele „absichern“.
5) Wir werden zeitliche Abläufe, Zugehörigkeiten von Menschen zu Gruppen etc. ordnen.
6) Wir werden „unseren Körper befragen“.
7) Wir werden sortieren: Orte, Personen etc. als relevant oder irrelevant klassifizieren.
8) Wir werden den „Suchraum“ erweitern.
etc.

(Anmerkung: Die Liste der oben aufgestellten Problemgruppen ist selbstverständlich unvollständig; die Nummerierung dient nur der Zuordnung der unten stehenden Fragen-Beispiele zu den obigen Problemgruppen.)

Je nach Problemgruppe werden wir unterschiedliche Fragen zu stellen haben. Folgende Fragen können als Beispiele den oben aufgestellten Problemtypen zugeordnet werden:
ad 1) War das noch vor oder erst nach der Geburt deiner Tochter? Mit welchem Auto warst du damals unterwegs?
ad 2) Fühlst du dich wohler, wenn du alleine bist oder mit anderen? Kann es sein, dass ...?
ad 3) Wie bist du dann auf die Zugspitze gekommen? Was würdest du machen, wenn die Freundin in einem Hochhaus wohnt?
ad 4) Was hast du mit Christine noch erlebt — Urlaube, Veranstaltungen?
ad 5) Was machst du als Erstes, wenn du nach Hause kommst? Wartest du mit dem Alkohol, bis die Kinder im Bett sind?

ad 6) Wenn ich dir sage: Prüfungstermin ist genau in zwei Wochen — würde dich das nervös machen?
ad 7) Du hältst also den Vortrag und angenommen, deine Kollegin wäre unter den Zuhörern. Würde das etwas ändern? Du erfährst, dass er regelmäßig in die Kirche geht — was dann?
ad 8) Könnte es sein, dass es an etwas anderem liegt? Wer war damals noch dabei?

Es ist eine Gratwanderung: Du sollst natürlich nicht a priori bestimmte Themenbereiche unterdrücken, andererseits ist es gut, sich immer wieder zu prüfen: Ist diese Frage wirklich zielführend? Zu gerne weicht man auf „Nebenschauplätze" aus — was natürlich auch ein Vermeidungsverhalten darstellt.

In einem Zweiergespräch wird das Gespräch gelenkt. Das ist natürlich ein Vorteil. Alleine besteht die Gefahr, dass man sich bei der Suche nach Antworten „vergaloppiert": Du versuchst, dich an eine Situation / Person zu erinnern, die du im Urlaub erlebt bzw. kennengelernt hast, und kommst von der eigentlichen Aufgabe ab, weil sich zu viele Urlaubsbilder aufdrängen.

Das spricht wieder dafür —, ich wiederhole mich gerne —, schriftlich zu arbeiten, **die Fragen schriftlich vorzubereiten und auch die gefundenen Antworten schriftlich zu protokollieren.**

Konfrontation

Hier schließe ich an den Abschnitt „Vermeidung“ (S. 52) an. Konfrontation ist ja exakt das Gegenteil davon. Dieses Kapitel beschreibt somit die schwierige Umsetzung dessen, was so einfach klingt: die Bewältigung von Angst durch die Konfrontation mit dem gefürchteten Objekt bzw. mit der gefürchteten Situation. Da die Tücke (wie immer) im Detail liegt, solltest du den Text langsam und aufmerksam durchgehen.

Vorab: Die meisten Menschen mit Phobien haben schon des Öfteren versucht, sich mit ihrem Angstobjekt zu konfrontieren, viele sind letztlich aber wieder gescheitert. Sie haben sich vorgenommen, über die Brücke zu gehen, haben aber resigniert wieder umgedreht; oder: Sie haben sich vorgenommen, den Nachbarshund zu kraulen, haben es dann aber doch wieder gelassen.

Es ist eben wirklich nicht so einfach (Notiz am Rande: Aber natürlich haben viele es tatsächlich geschafft).

Um erfolgreiche Schritte setzen zu können, müssen wir uns nochmals zentrale Punkte bewusst machen. Zur besseren Illustration greife ich im Folgenden wiederholt auf zwei häufige Angstthemen zu: die Angst, eine Brücke zu überqueren, und die Angst, mich im Supermarkt aufhalten zu müssen. Selbstverständlich gelten die folgenden Ausführungen für sämtliche anderen gemiedenen Objekte und Situationen in analoger Weise.

Die Angst nimmt mit der zeitlichen und räumlichen Nähe zum gefürchteten Objekt bzw. zur gefürchteten Situation zu. Dieses „Anschwellen“ der Angst hängt natürlich davon ab, wie stark bei dir die Phobie überhaupt ausgeprägt ist, wie lange sie schon existiert, wie wichtig „es“ (d. h. die Brücke, der Supermarkt) für dein Leben ist, wer bei dir ist, oder ob du alleine bist, ob du Beruhigungstabletten genommen hast und vieles andere mehr.

Das Trügerische dabei ist, dass du oft über längere Zeit „Ruhe“ hast: Eine Höhenphobie wirst du über längere Zeiträume hinweg vielleicht gar nicht spüren, man muss ja nicht jeden Tag mit der Seilbahn fahren (o. Ä.) und das bringt dich auf die Idee, keine Phobie mehr zu haben bzw. dazu, dass du therapeutische Maßnahmen aufschiebst.

Jeder macht es: **Wir alle vermeiden unangenehme Situationen, wenn es möglich ist.** Wer spürt schon gerne Angst? Vermeiden kann aber sehr viel subtiler sein als nur Ausweichen und Davonrennen.

Natürlich können wir *unsere „Rollen“ verteilen*: Ich koche, du machst den Einkauf (im Supermarkt!). Oder: Gehen wir doch gleich ins Restaurant nebenan (und somit nicht über die Brücke!). Genauso kann ich klassische Konzerte als langweilig bezeichnen (weil ich mich nicht unter die Menschenmassen traue); ich nehme gerne den Job als Hilfspfleger an, „da verdiene ich auch nicht so schlecht“ (So weiche ich meiner Prüfungsangst aus). Mittlerweile ist uns das bekannt.

Es ist immerhin erstaunlich, wie rasch einem zum Zweck der Angstvermeidung eine „Begründung“ einfällt.

Eigene Rationalisierungen (Scheinbegründungen) zu durchschauen, ist der erste und wichtigste Schritt.

Wie sieht es mit der Motivation aus? Jeder Mensch, der an einer Phobie leidet, wird natürlich schwören, dass er höchst motiviert ist, seine Ängste zu verlieren. Das glaube ich ihm. Es hat nur einen Haken: *Die Motivation zur Vermeidung ist stärker!* Es ist also wie ein **Wettbewerb** (und du spürst es auch): „Jetzt gehe ich, nein, jetzt nicht, oh doch, nein, doch nicht.“ Das Quälende daran ist dieses „Unentschieden“ zwischen den beiden Tendenzen, dieses Pendeln zwischen Annäherung und Vermeidung.

Was kann der Phobiker bei diesem Konflikt zwischen Annäherung und Vermeidung tun? *Noch ein zusätzliches Gewicht auf die eine Waagschale legen* (wie der Autoverkäufer): Die *Motivation* noch ein kleinwenig *erhöhen*, damit es Richtung „Annähern und Ertragen" kippt. Dazu kann man sich bestimmt motivieren.

Ich kann natürlich auch *auf der Seite der Angst etwas wegnehmen*, um wenigstens zu einem „51 : 49" zu „kippen". Nichts ist leichter, als Angst zu reduzieren: Ich versuche, einen etwas *kleineren Brocken* zu bewältigen:

... Um 8:00 Uhr sind weniger Menschen im Supermarkt als um 11:00 Uhr.

... Ein kürzerer Steg löst weniger Angst aus als eine lange Brücke.

... In den zweiten Stock komme ich leichter als in den sechsten.

... Der Pudel macht weniger Angst als der Schäferhund.

Natürlich: Auch diese letztgenannten Vorschläge enthalten Elemente einer Vermeidung. Ich bin hier jedoch kein Purist: Der Zweck heiligt die Mittel. Wähle diese „leichtere" Variante, ABER: Bleib dafür etwas länger im Supermarkt, wiederhole öfter. Bis es für dich kein Problem mehr ist.

Wenn es dir unmöglich ist, über den Steg zu gehen,

... dann gelingt die Übung vielleicht im Beisein deiner Schwester,

... und wenn das immer noch zu schwierig ist, dann gelingt es vielleicht *im Laufschritt* mit der Schwester,

... und wenn das immer noch zu schwierig ist, dann gelingt es vielleicht mit einer zusätzlichen Dosis an *mentaler Vorstellung*,

... und wenn das immer noch zu schwer ist, dann könnten wir vielleicht überhaupt mit einer Übung – *ausschließlich in der Vorstellung* (im Gegensatz zur „echten" Brücke) — beginnen,

... oder einen *noch kürzeren* Steg wählen, oder ... **es gibt unendlich viele Möglichkeiten, das Angstszenario zu begrenzen.**

... Vielleicht hast du mehr Kraft / Mut *am frühen Morgen,* vielleicht an einem *Sonnentag*, wenn du dich mit der Hand am Brückengeländer *anhältst*, wenn du *Sonnenbrillen* verwendest (alle Reize werden etwas abgeschwächt), vielleicht wenn du vorher noch *betest*, vielleicht, wenn du dir eine schöne *Belohnung* in Aussicht stellst ...

In der Tat habe ich hier unendlich viel von den Klienten gelernt. Du kannst jede gefürchtete Situation in Elemente bzw. Teilschritte zerlegen, um die Übungen zu unterstützen.

Ich denke noch gerne an Tamara: Mit ihr habe ich auf der „Brücke" Wurstsemmel gegessen, sie selbst hat sich ein Eis gegönnt. Und so standen wir ... zwar schon auf der Brücke, aber noch ziemlich nahe am Ufer. „Spielerisch" haben wir den Radius ausgedehnt: Immer weiter gegen die Mitte, wieder zurück, wieder Richtung Mitte. Das „Herüber" ging dann wie von selbst, da war die Angst schon besiegt („Spielerisch" heißt: Im Angstspektrum immer deutlich auf der angstfreien Seite bleiben).

Man kann so eine Therapie ja auch ziemlich „radikal" betreiben. Goran hatte nur wenige Tage zur Verfügung – es musste also sein. Eine Krankenschwester links, die andere rechts, ich mit der Kamera. Das war Therapie auf hohem Angstniveau. Natürlich mit seinem Einverständnis. Nach so einer Übungseinheit legte er sich ins Bett und schlief wie ein Stein. Er war glaubwürdig erschöpft und hatte sich seinen Schlaf verdient. Und seinen Erfolg. Bald schon ging er (nach unserer Anweisung) sämtliche Brücken der Stadt ab, *wie ein Slalomfahrer:* hinüber, herüber, hinüber ... Und dann noch ein zweiter Durchgang. Nach wenigen Tagen war er definitiv der Sieger.

(Trauriger Nachruf: In einem Brief, den er zwei Jahre später schrieb, machte Goran eine bedenkliche Bemerkung: „Mit dem Geld, das ich vorher schon für Therapien ausgegeben habe, hätte ich ein Studium bezahlen können.")

Mit dem Bild vom Slalomfahrer möchte ich einen weiteren Punkt betonen: Wenn du dich deiner Angst stellst, dann sollst du so viel und oft weiterüben, bis es dir wirklich leichtfällt (über die Brücke, in den Supermarkt zu gehen, o.Ä. Nicht wie ein Schüler, der sein Gedicht nur lernt, um es bei der Prüfung mit Mühe aufzusagen, und es am nächsten Tag wieder vergisst).

„Overlearning" nennt man das: Etwas so gut lernen, dass man es „immer und überall" beherrscht. Darum sind wir mit unseren Phobikern bei Schönwetter, bei Schlechtwetter, am Morgen und am Abend „ausgerückt".

Typicality heißt: Etwas *nur unter ganz bestimmten Bedingungen* können. Ich kann nur über die Brücke, wenn es einen Gehsteig gibt, nur „straßenseitig", nur bei Schönwetter, nur wenn ich ausgeschlafen bin ...

Auch Goran erwähnte einmal: „Sie haben schon recht, ich habe es geschafft. Aber nur, weil es geregnet hat. Ich weiß aber nicht, ob ich es in der Hitze auch könnte." *Da also war sie, die „Typicality"* – er kann es (glaubte er zumindest) nur dann, wenn die „Bedingungen" dieselben sind. Daher haben wir vorsichtshalber auch unter anderen Bedingungen (Mittagshitze) geübt. Und das war gut so.

Das zweite Beispiel, die Angst, sich in einen Supermarkt zu begeben, kann man ähnlich aufschlüsseln wie das Brücken-Beispiel.

Welche Elemente bzw. Eigenschaften sind es eigentlich, die mich (und andere Menschen) beeinträchtigen?

Kommt es auf die *Anzahl von Menschen* an, die sich im Supermarkt befinden? Auf die Zeitdauer, die ich drinnen zu verbringen hätte? Ob ich *nahe am Eingang* bleiben kann oder ganz „nach hinten" muss (z. B. Flaschen-Rückgabe)? *Wie viel ich einkaufen soll*, wie lang die *Menschenschlangen* an der Kasse sind, wie *verwinkelt* und eng die Gänge zwischen den Regalen sind, ob ich alleine oder *mit anderen* da bin, ob ich einen *Zeitdruck* habe, ob ich *hungrig* bin, ob ich … (unendlich vieles ist denkbar, und jedes Element kann ich einzeln therapeutisch „attackieren").

Daraus ergeben sich zahlreiche abgestufte Übungsszenarien:

(Relativ einfach): In einem mir schon bekannten Supermarkt möchte ich zu einer Zeit, wo noch wenige Kunden unterwegs sind, lediglich einen Liter Milch kaufen – ich weiß genau, wo ich diese finde. Dafür brauche ich keinen Einkaufswagen und an der Kassa muss ich wahrscheinlich nicht warten.

(Relativ schwierig): Ich muss zur Stoßzeit eine ganze Reihe von Artikeln kaufen, die ich darüber hinaus nicht auf einer Liste zusammengeschrieben habe. Da ich in der Nähe wohne, muss ich damit rechnen, dass ich etliche Bekannte treffe. Beim Einkauf selbst muss ich noch Entscheidungen treffen und das Kleingedruckte lesen. Von etlichen Produkten weiß ich nicht, wo sie zu finden sind. Ich führe einen Wagen mit, und an der Kassa sind Menschenschlangen zu erwarten. Schließlich zahle ich mit Kreditkarte und soll danach noch den Kaffee mahlen.

Du siehst, dass sich die Szenarien erheblich voneinander unterscheiden können.

Nun zu den „Einzelattacken": Ich gehe in den hintersten Winkel des Supermarktes (und mache sonst nichts — nur mich „umschauen"); auf die gleiche Weise stelle ich mich mehrfach bei der längsten Kassen-Schlange an (mit höchstens einer Flasche Cola in der Hand). Auf diese Weise kann ich jedes belastende „Element" einzeln üben.

Bei der soeben beschriebenen Therapieform der Konfrontation geht man davon aus, dass der „Organismus" Mensch lernt, sich in einer bestimmten Umwelt (auf der Brücke, im Supermarkt) angstfrei zu bewegen. Gleichzeitig wird die *Angst vor der Angst* bewältigt – die ja häufig mitschwingt.

Die Leitsätze des Albert Ellis

Wir alle haben im Laufe der Erziehung oder in Diskussionen mit anderen Menschen relativ *fixe Annahmen über die Welt* entwickelt. Auch du kennst viele solcher *Glaubenssätze*, manche enthalten ein Körnchen Wahrheit, manche kann man schlicht und einfach nicht überprüfen, manche sind sogar recht hilfreich, indem sie mich zu einem bestimmten Verhalten motivieren.

Viele dieser Sätze sind bekannte „Sprichwörter" und finden sich auf Kalenderblättern: „Der Mensch denkt, Gott lenkt", „The early bird catches the worm", „Aufgeben tut man einen Brief — sonst nichts" ...

Man sieht sehr rasch, dass jeder dieser Sätze eine Norm, eine „Anweisung" bzw. „einen Auftrag" impliziert: Früh aufstehen sollst du, durchhalten um jeden Preis, eigentlich hast nicht du es in der Hand, sondern Gott ... Keine Frage, dass solche Glaubenssätze dein Leben beeinflussen können, zumindest ein wenig die Richtung vorgeben.

Andere Sätze sind nicht ganz so öffentlich und *existieren als nicht ausgesprochene Wahrheiten in einzelnen Köpfen*: „Ich werde nie mehr eine/n wie Frauke oder Xaver kennenlernen", „Ich bin halt ein ewiger Pechvogel", „Selbst ist der Mann!" Natürlich sind auch diese Sätze implizite „Aufträge". Manche der Beispiele deuten auf Traumatisierungen hin.

Ein Problem ist es, wenn sich meine fixen Annahmen zu einem Bumerang entwickeln: Das kommt vor, wenn ich zu hohe Ansprüche an mich oder andere habe bzw. wenn sie grundsätzlich „falsch" und/oder nicht einlösbar sind.

Ein noch größeres Problem ist es, **wenn mir meine Annahmen gar nicht richtig bewusst sind, sie aber trotzdem als Leitlinien abgespeichert sind und wirksam werden.**

Ein amerikanischer Kollege (Albert Ellis) hat solche „selbstschädigende“ Annahmen gesammelt, die besonders häufig vorkommen, z. B.:

„Ich muss unbedingt von jeder wichtigen Person meiner Umwelt geliebt und geschätzt werden.“

Nochmals: So ein Satz muss dir *in dieser Form gar nicht bewusst* sein. Wie aber kann ich dann behaupten, dass der Satz (bzw. die darin enthaltene Überzeugung) „in dir oder mir“ existiert? Ganz einfach: durch Beweisführung per Umkehrung! Wenn ich von einer „mir wichtigen Person“ zu hören bekomme, dass sie nicht sehr viel von mir hält *und ich dann sehr gekränkt bin,* dann ist diese beleidigte Reaktion ein indirekter Beleg dafür, „dass er/sie mich eigentlich lieben müsste“.

Vielleicht gelingt es dir jetzt, zu erkennen, dass du von solchen impliziten Annahmen ausgehst. Dieses „Zugeben“ braucht zunächst Mut. Aber noch ein weiterer Schritt wird notwendig: die Korrektur dieser Annahme. Die „Korrekturversion“ könnte folgendermaßen aussehen: *„Man kann eben nicht allen sympathisch sein“*; „Die meisten, die mich kennen, mögen und schätzen mich.“ Akzeptabel wäre auch: „Der/die ist überhaupt ein Misanthrop und hat an jedem etwas auszusetzen.“

> Albert Ellis geht in seiner Theorie von der Annahme aus, dass es solche irrationale Gedanken sind *(irrational beliefs)*, die für die Entwicklung einer „Neurose“ verantwortlich sind.

Wenn ich starr an der ursprünglichen Formulierung einer Überzeugung festhalte, lebe ich wie auf einer Bombe: Denn eine bittere Enttäuschung kann jederzeit passieren. Mit der Umformulierung (die inhaltlich korrekter wäre) wird mich kaum mehr etwas aus der Bahn werfen können.

Ich füge jetzt noch einige dieser sehr streng formulierten Aussagen von Albert Ellis an. Überlege bitte, (a) wie solche Sätze auf dich wirken, (b) wie du sie verifizieren oder falsifizieren könntest, d. h., woran du erkennen könntest, dass sie (unbewusst) in einem Menschen existieren, (c) ob du vielleicht selbst solche (oder ähnliche) Annahmen herumträgst, (d) wie du eine solche selbstschädigende Aussage loswerden bzw. korrigieren könntest.

„Ich muss an jedem Platz, in jeder Situation „meinen Mann/meine Frau stellen" und kompetent sein."
„Es ist eine Katastrophe, wenn etwas nicht so läuft, wie ich es gerne hätte."
„Ich bin ziemlich abhängig von der Stärke anderer."
„Wenn jemand anderer Probleme oder Krisen hat, dann muss ich darüber sehr bestürzt sein."
„Es gibt für jedes menschliche Problem eine genaue und richtige Lösung."

Die soziale Kompetenz

Als vor ca. fünfzig Jahren die Verhaltenstherapie aus den USA und England in den deutschsprachigen Raum einsickerte, wurde ein „Standardverfahren" rasch sehr populär: *das Soziale Kompetenztraining (SKT)*. Zunächst hieß es noch „Assertiveness-Training", was deutlicher auf *Selbstsicherheit und Durchsetzung* verwies, später aber setzte sich die Komponente *Kompetenz* durch. Damit wurde betont, wie ich mich richtig und flexibel (kompetent) verhalten kann, und wie ich für jede Situation über ein variantenreiches Repertoire an Verhalten verfügen soll, aus dem ich frei wählen kann.

Das *Training sozialer Kompetenz* setzt genau an der Schnittstelle zwischen Individuum und Gesellschaft an. **Erst indem das Verhaltensrepertoire einer Person erweitert wird, entwickeln sich Wahlmöglichkeit und persönliche Freiheit.** Durch Infragestellung von Verhaltensnormen und des Sozialverhaltens können sich auch Urteile über gesellschaftliche Prozesse verändern.

Tausende kamen in die Praxen und Kliniken. „Klinisch" hatte der eine eher Depressionen, der andere eher Angst, und etliche waren schlicht und einfach verzweifelt. Die herkömmlichen „Diagnosen" gehen dabei ein wenig am Problem vorbei: Woran all diese Menschen leiden, ist die, oft auch nur vermeintliche, Unfähigkeit, den Anforderungen des Alltags zu genügen. Tatsächlich haben viele Menschen in ihrer Herkunftsfamilie, in ihren Jugendjahren, nicht das Selbstbewusstsein und das Verhalten mitbekommen, das nötig ist, um sich in Beziehungen, im

Beruf, und vor allem in neuen Situationen so zu verhalten, dass man nicht nur ohne neuerliche Traumatisierung („Niederlage“) davonkommt, sondern sogar Erfolgserlebnisse ernten kann.

Es meldeten sich Jugendliche und Erwachsene zur Therapie, die das Gefühl hatten, „immer nur Loser“ zu sein, häufig von anderen benachteiligt zu werden, sich zu wenig zu „trauen“, nur mithilfe von Alkohol über die Runden zu kommen, bei den Eltern und Partnern „gegen eine Wand anzurennen“, keinerlei Orientierung zu haben, was man dürfe und was nicht, keinen Anschluss zu finden und noch vieles andere mehr.

Zurück zur „Diagnose“: **Diese würde im optimalen Fall aus einer Beschreibung des Verhaltensdefizites bestehen**, genauer: in der Beschreibung eines Verhaltens in einer umschriebenen sozialen Szene.

Beispiel:

Situation: Innenstadt-Café; Ich betrete das Lokal alleine, alle Tische sind bereits belegt. *Mein bisheriges Verhalten:* Ich würde das Lokal wieder verlassen, weil ich mich nicht traue, mich zu einem Gast dazuzusetzen (*Angstgefühl:* „ziemlich“ hoch). *Mein Ziel:* Höflich fragen können, ob ich mich dazusetzen dürfe.

Natürlich handelt es sich hierbei nicht um eine herkömmliche klinische Diagnose, und — solange wir uns nicht in den klinischen Kontext begeben — ist eine solche auch nicht nötig.

Die Übungsmatrix:

Bei den Defiziten handelt es sich meistens um sehr ähnliche Verhaltensweisen in verschiedensten Situationen, die man pragmatischerweise in Gruppen zusammenfasst (siehe Abb. 4).

* Uns stehen viele *Situationen* zur Verfügung, in denen wir üben können: Cafés, Büros, öffentliche Verkehrsmittel, Kirche, Sportplatz, der Weg von und zur Arbeit, mit Freunden …

* Ebenso verfügen wir über eine Vielfalt an *Verhaltensmöglichkeiten*, die wir ausfeilen möchten: ein Gespräch beginnen, von jemandem einen Gefallen erbitten, ein laufendes Gespräch abbrechen, jemandem etwas vorschlagen, eine Bitte abschlagen, Mut zeigen, sich ängstlich zeigen, Initiativen ergreifen …

* Und schließlich können wir Übungen hinsichtlich des subjektiven *Schwierigkeitsgrades* (Grad der Komplexität der Situation bzw. Angstbesetztheit) variieren: in einer größeren Gruppe von Freunden oder mit Fremden, kürzere oder längere Übungsdauer, Ausmaß der persönlichen Relevanz (alles ablesbar an einer subjektiven „Angst-Skala").

Die wichtigste Arbeit zu Beginn der Selbsttherapie ist die **Festlegung der Szenarien, dazu können die Spaltenüberschriften (horizontal) und Verhaltensweisen (vertikal) frei erweitert werden**. Die „dritte Dimension", der Schwierigkeitsgrad, kann in der Zelle selbst mit einer „Schulnote" festgelegt werden.

Zunächst kann man im Rollenspiel bzw. **vor dem Spiegel das Verhalten ausprobieren oder einüben** – der nächste Schritt besteht dann in der Umsetzung, **Einübung dieses Verhaltens in der „Wirklichkeit"**, d. h. in den Geschäften einer Stadt, auf der offener Straße, bei Behörden oder in öffentlichen Verkehrsmitteln.

Warum sich das Soziale Kompetenztraining so rasch durchsetzen konnte, lag schlicht und einfach daran, dass es außerordentlich wirksam ist. „PatientInnen" taten erstmals, was sie zuvor nie wagten: Sie probierten mehrere Paar Schuhe an, ohne welche zu kaufen; sie sprachen auf der Straße Passanten um eine Wegauskunft an (Was sie als „gehört sich nicht" abgetan hätten); sie holten sich im Reisebüro Tipps für eine geplante Urlaubsreise (die dann nicht angetreten wurde) ...

Worin besteht nun das Neue, warum sollte es jetzt funktionieren, wo ich es doch jahrelang vergeblich probiert habe?

Es erfolgt eine klare *Trennung zwischen Planungsphase und Handlungsphase*. Die Planungsphase könnte man auch als „Meta-Ebene" bezeichnen, also den „Blick von oben" auf die gefürchtete Situation selbst. **Dieser „Blick von oben" erfolgt somit relativ „nüchtern" und reflektiert.**

Nach der Analyse meines Sozialverhaltens **fülle ich nun gezielt Lücken** (Der übliche Weg im Alltag ist der, dass man „Gekonntes" wiederholt und „Nicht-Gekonntes" vermeidet).

Ein nächster Punkt ist natürlich die **hierarchische Anordnung von Übungen:** Beginnend mit leichten Übungen weitet man sein Repertoire auf dem Übungsweg aus.

Schließlich fällt die „Traumatisierung" weg: Es „passiert" nichts überfallsartig, sondern ist **geplant**, der Ablauf wurde quasi am Reißbrett **„maßgeschneidert"** entworfen.
Hier muss ich unbedingt auf die früher schon erwähnte Überschneidung von Angst und Depression zurückkommen. **Die Trainings in sozialer Kompetenz sind für beide Gruppen - für depressive wie sozial ängstliche Menschen - erfolgreich.** Und doch scheint es einen kleinen Unterschied zwischen den beiden Gruppen zu geben:

Das entscheidende, therapeutisch wirksame Element des SKT liegt für ängstliche Menschen im *Angstabbau* (durch die Konfrontation in vivo bzw. die schrittweise Angstbewältigung), für depressive Menschen jedoch im Ergreifen der *Initiative*, im Überwinden des sozialen Rückzugs.

Nehmen wir zur weiteren Illustration ein „Übungselement" heraus: *die Reklamation einer Speiserechnung:*
Zunächst ist es für den Betroffenen selbst kaum möglich, zu differenzieren, welche Art der „Argumente" vorherrschen:

Abbildung 4: Übungsmatrix für das soziale Kompetenztraining
Die Szenarien sowie Verhaltensweisen können je nach Bedarf ausgebaut werden.
S = subjektiver Schwierigkeitsgrad (Skala von 1 - 10; wobei 10 die höchste Angst bedeutet)

	Café / Restaurant	**Büro / Arbeitsstelle**	**Straße**	
ansprechen			*(Haltestelle oder Sitzbank): „Sind Sie von hier? Was würden Sie in dieser Stadt machen, wenn Sie - so wie ich - nur drei Stunden Zeit haben?“ (S = 8)*	
fordern	*„Könnten Sie mir statt des Reises Kartoffeln geben“ (S = 2)* *„Könnten Sie bitte den Fernseher etwas leiser stellen?“ (S = 4)*			
vorschlagen		*An eine Kollegin gerichtet: „Was hältst du davon: Wäre es nicht am einfachsten, wir organisieren uns einen eigenen Office-Kurs?“ (S = 5)*		
verweigern				

Kognitives Argument: „Ich weiß nicht, ob meine Reklamation berechtigt ist."

Angst-Argument: „Das habe ich noch nie gemacht und ich möchte mich auch vor den anderen nicht blamieren."

„Depressives" Argument (Antriebslosigkeit): „Es steht nicht dafür, wegen der € 5,00 jetzt noch zu streiten."

Der/die Übende ist also immer aufgefordert, nach *der* „Wurzel" seines / ihres Verhaltensdefizites zu suchen, weil er/sie damit näher am Kern seiner Problematik bleibt und folglich passendere Übungen entwickeln kann.

Jetzt noch ein paar Übungsvorschläge bzw. Regeln. Bei diesen Vorschlägen handelt es sich um eine Auswahl von Übungen und Regeln, die sich häufig als indiziert (notwendig) und auch als hilfreich erwiesen haben. Selbstverständlich wirst du sie noch auf deine persönlichen Bedürfnisse abstimmen.

* *Schreibe dir schon zu Hause einen „Aufgaben-Zettel"*, den du später sukzessive abarbeitest (In der Realsituation ist vielleicht der Kopf nicht mehr so klar).

* Am wichtigsten ist die gute und **konsequente Durchführung.**

Wenn du z. B. versuchst, eine fremde Person anzusprechen, dann weiche nicht auf eine *„unproblematische" Person* aus (Es ist z. B. deutlich leichter, einen alten Menschen anzusprechen. Suche dir eine attraktive, jüngere Person aus).

* Mache die Übung, wenn sich *Passanten auf den Straßen* oder in den Lokalen tummeln.

* Versuche dich den Menschen *direkt gegenüber hinzustellen* und Blickkontakt zu halten.

* Übe bei der Kontaktaufnahme sogenannte *offene Fragen.* Bei einer geschlossenen Frage kann man mit einer einzigen Antwort das Gespräch beenden (z. B. „Wie spät ist es?" –

„Neun Uhr." Und aus ist das Gespräch). Offene Fragen: „Ich bin auf der Durchfahrt; was sieht man sich in dieser Stadt am besten an, wenn man nur 5 Stunden Zeit hat?" Oder: Erzähl mir was vom Urlaub. Wie findest du Frankreich?).

* *Wiederhole die Übungen.* Wenn du eine Übung nur ein einziges Mal machst, dann wischt du dir den Schweiß von der Stirn und sagst: „Das ist gerade noch einmal gut gegangen" (Erfolgserlebnisse sehen anders aus!). Wenn du die gleiche Übung *mehrmals wiederholst*, sinkt das Erregungsniveau, du bekommst Routine und: einen guten Einblick, wie unterschiedlich sich auch die von dir angesprochenen Menschen verhalten. Du wirst staunen, wie viele Menschen keinen Blickkontakt halten können, wie viele einer Antwort ausweichen („Bin nicht von hier") etc.

* *Halte manchmal inne* (bei einem kleinen Mokka), um über dein Verhalten bei den Übungen *zu reflektieren.* War es o. k.? Wie soll ich mein Übungsverhalten ändern? Kann ich schon den Schwierigkeitsgrad steigern?

* *Beobachte andere* (von einem guten Sitzplatz aus, vielleicht sogar von einem Terrassenplatz). Damit meine ich nicht, dass du sie einfach an dir vorbeigehen lassen sollst, sondern picke dir eine einzelne Person heraus. Und nun beobachte: Wie verhält sich die Person? Glaubst du, dass sie ein konkretes Ziel hat? Was könnte die Person von Beruf sein? Geht sie an der Hausmauer entlang oder über den offenen Platz? Weicht sie anderen Menschen aus oder weichen die anderen ihr aus? Was (glaubst du) geht in der Person vor, was fühlt sie? Wie klar und bestimmt bestellen Menschen im Geschäft? Wie ausführlich lassen sie sich beraten etc. (Du wirst vielleicht jetzt einwenden: Das mache ich doch täglich! – Stimmt und stimmt auch nicht: Normalerweise beobachten wir nur sehr *oberflächlich.* Jetzt aber sollst du mit voller Aufmerksamkeit hinsehen und dich möglichst in die Personen einfühlen).

Die ewige Angst, sich zu blamieren

Und jetzt den Stier bei den Hörnen packen!

Wenn eine Analyse nicht stimmt, dann kann es leicht passieren, dass die Behandlung das Ziel verfehlt. Also nochmals: *genau hinschauen.*

Die oberflächliche Analyse:

«Bernd“ traut sich nicht, seine „Flamme Cindy“ ins Restaurant zum Essen einzuladen.“

Die präzisere Analyse:

Bernd würde sich schon trauen, Cindy ins Restaurant einzuladen, *er hat jedoch Angst, dass er sich dabei blamiert:* Dass ihm etwas von der Gabel rutscht (bzw. Tischtuch, Boden), dass er ein bestimmtes Wort bei der Bestellung nicht korrekt ausspricht, dass ihm während der Unterhaltung plötzlich nichts mehr einfällt, dass sie ihn etwas Peinliches fragen könnte, dass er fürchterlich errötet, dass ihm etwas im Hals stecken bleibt, dass …

Zwischen diesen beiden Analysen liegen doch Welten!

Die Angst, Fehler zu machen, ist eigentlich eine Phobie vor sich selbst (dem eigenen Verhalten). Der Unterschied zu anderen Phobien besteht darin, dass jetzt das „Sich-schämen“ *dazukommt*. Daher auch die Angst vor dem übertriebenen Erröten (Erythrophobie).

In der Tat haben viele Menschen Angst davor, „Fehler zu begehen“. Für sie wäre das kein Lapsus, sondern eine Katastrophe. „Cindy“ würde sich umdrehen und gehen, „das ganze Lokal (!) würde herschauen, und wenn er einmal aus der Bahn geworfen ist, na dann: Gute Nacht.

Weil man – wie wir schon reichlich gesehen haben – lernen kann, mit der Angst gut umzugehen, kann man das auch mit den sogenannten *Fehlschlag-Ängsten.* Sie bilden quasi eine eigene Gruppe innerhalb der Ängste (wie: Objektängste, Verletzungsängste etc.).

Jetzt muss ich allerdings die Bremse anziehen, denn **in der Tat ist hier Selbstbehandlung nicht ganz leicht.** Das heißt nicht, dass diese Ängste grundsätzlich stärker oder hartnäckiger wären. Nein. Das Problem liegt in der Durchführung der Übungen.

Vor den „praktischen Übungen" möchte ich daher noch den sogenannten *kognitiven Therapieweg* einschlagen. Also den des Nachdenkens, Neubewertens, der Kompromissbildung o. Ä.

Also: Das Essen rutscht von der Gabel, ich zerschlage im Restaurant ein Glas, ich stoße in der U-Bahn mit jemand zusammen, ich habe den Vornamen der potenziellen Schwiegermutter vergessen, ich stehe an der Supermarktkasse und finde weder Geld noch Karte, ich komme zu spät zur Hochzeit ... Es gibt wirklich viele Möglichkeiten, einen Lapsus zu begehen.
Allerdings wird zunächst die erwartete Fehler-Häufigkeit völlig überschätzt. Vielleicht sind die eigenen Reaktionen deswegen so krass, gerade *weil* das Ereignis so selten auftritt!

Die Ängste sind natürlich auch ein Produkt meiner Bewertung des Fehlschlages und seiner Konsequenzen: „Alle Leute im Restaurant schauen auf mich" – nun, das könnte schon passieren, wenn dir ein Trinkglas aus der Hand rutscht und es auf den Boden fällt. *Wenn die Leute nicht taub sind, dann müssen sie eigentlich hinschauen!* Das dauert ca. zwei Sekunden, dann ist es vorbei (Weder ist es so faszinierend oder neu noch wäre es der

sympathischen Begleitung gegenüber höflich, dauernd auf die Scherben zu starren.) — Und die Person, der das Missgeschick passiert ist, ist dadurch auch nicht interessanter geworden.
Wir haben es also mit einer klaren Überbewertung zu tun: Ich bin nicht der Mittelpunkt — die meisten Gäste wollen sich mit Freunden unterhalten, ihr gutes Essen genießen etc. Ganz dezent wird eine Reinigungskraft kommen und die Sache wieder in Ordnung bringen. Und normalerweise ersetzt einem das Restaurant sogar das verschüttete Glas Sekt.

Jetzt aber zurück zu „Cindy“: Es wäre interessant, zu sehen, wie Cindy die Sache hinnimmt. Sollte wirklich alles unglücklich verlaufen, dann bestünde der Maximalschaden in den Reinigungskosten für Sakko und Hose. Sollte jedoch Cindy tatsächlich entrüstet reagieren, „poor boy“ — dann solltest du dir vielleicht ein paar ernsthafte Gedanken über Cindy machen …

Also: Mit einer kognitiven Neubewertung müssten Fehlschlag-Ängste bald gut in den Griff zu bekommen sein.

Jetzt zurück zu dem Weg, den ich bei Ängsten grundsätzlich gerne anwende: **die Konfrontation.** Das würde heißen, dass du dich an die (meist nur phantasierten!) Fehlschläge gewöhnst (Habituation). Dabei sollst du nicht warten, bis ein „Fehler“ passiert – du kannst ihn selbst erzeugen:

Beispiele für Übungen: Du fährst mit dem öffentlichen Bus in die „falsche“ Richtung (d. h., du steigst also bewusst in einen Bus, der vom Bahnhof *weg* führt und fragst einen Passanten, ob dieser Bus auch wirklich *zum* Bahnhof fährt. Somit hast du einen „Fehler“ gemacht, den immerhin etliche der Busbenützer mitbekommen haben! Mit einem freundlichen „Danke“ und „Zu dumm“ steigst du an der nächsten Haltestelle aus, um (anscheinend) in den Retour-Bus zu steigen.

Hier ist deine Kreativität gefragt.

Es geht also auch hier um die Exposition, das Erleben und die persönliche Bewältigung der Fehlschlags-Handlung (wiederholen, entspannen, bewerten etc.). Und wie üblich bei der Angstbewältigung: Nach nur wenigen Wiederholungen von Fehlschlagübungen wirst du die Übungen mit der nötigen Gelassenheit absolvieren.

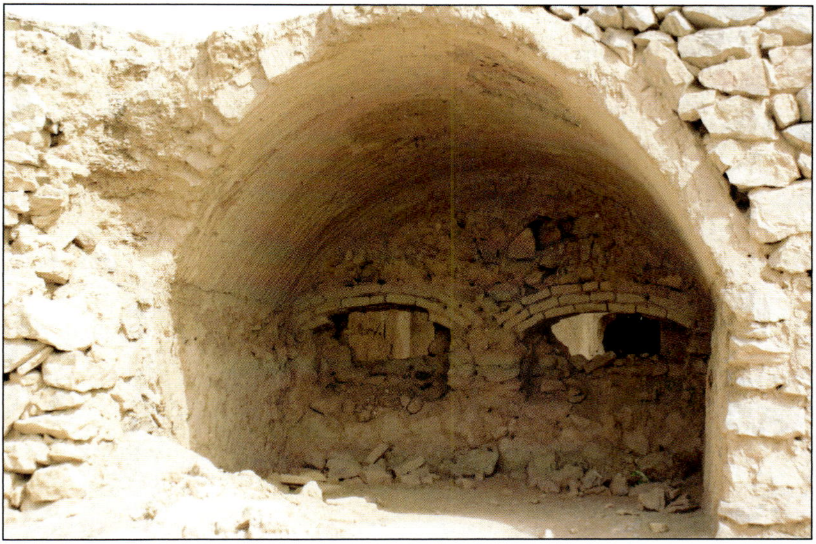

Abbildung 5: „Wenn ich ausgehe, habe ich immer das Gefühl, dass mich alle anschauen."

Übungen sollen dich immer ein wenig fordern, aber nicht überfordern.

Warum habe ich oben gewarnt und „die Bremse angezogen"? Zum einen kann es ziemlich schwierig sein, *bewusst* Fehler zu machen. Aber der zweite Punkt ist wichtiger, **es ist ein ethi-**

scher: Ich darf nicht willkürlich anderen Schaden zufügen! Du kannst also nicht einfach aus Übungsgründen ein Glas Rotwein über den Tisch kippen, oder mit anderen Menschen an der Hausecke „zusammenstoßen" — selbst wenn es für dich gut wäre.

Hier kann ich dich jedoch trösten: *Die Gefahr, dass du mit „Fehlschlagübungen" zum asozialen Rüpel wirst, ist äußerst gering.* Wir verfügen Gott sei Dank über genug Hemmungen, um nicht gleich über das Ziel hinauszuschießen.

Diese Übungen sind aber besonders schwierig, weil *zwei Probleme gleichzeitig auftreten:* Erstens: Die Phobie als solche; zweitens: sich selbst vorsätzlich zu blamieren (das ist wie sich selbst zu verletzen), trifft auf einen enormen Widerstand in uns allen. Dies birgt durchaus auch ein Risiko der „Sensibilisierung" (S. 56) (Bei einer „normalen Objektphobie" wäre nur der erste Punkt zu bewältigen).

Aufgrund vielfacher Erfahrungen bin ich der Überzeugung – **dass sogar besonders „einfache" Fehlschlagübungen sehr positive Effekte haben:** Du lernst damit nämlich auch zweierlei: Erstens: dass die „vorauseilenden" Befürchtungen deutlich übertrieben sind (gemessen an den tatsächlichen Reaktionen, die eintreten) und zweitens: Du lernst die emotionale und kognitive Bewältigung von begangenen Fehlern.

Der Lernerfolg aus einer „kleineren Übung" wird sehr gut auf den Ernstfall übertragen („Generalisierung").

Die „Generalisierte Angststörung“, ein Spezialfall des Zwiebelmodelles

Phobien? Kennen wir. Aber was ist eine *„Generalisierte Angststörung“*? Während sich die Phobie auf ein konkretes Objekt oder eine konkrete Situation bezieht, ist die generalisierte Angststörung eher diffus oder uferlos ausladend. Auch ist die „Richtung“ der Angst eine andere – es ist nicht mehr die Angst *vor* dem Hund oder der Spinne, sondern eher das Angstgefühl *in mir* und die ständige *Sorge um etwas bzw. um jemanden*, wobei das alles sehr variabel sein kann.

Zur Erklärung der Generalisierten Angststörung eignet sich wiederum eine Form der hierarchischen Darstellung – ähnlich dem Zwiebelmodell von Seite 43.

Erinnern wir uns zunächst daran, dass das „Vermeiden“ von Angst — bzw. das Vermeiden von Objekten bzw. Situationen, in denen Angst auftreten könnte – dazu beiträgt, dass die Angst bestehen bleibt (anstatt dass sie sich abbaut). Als Vermeidung haben wir dabei alles bezeichnet, was die Erwartungsangst kurzfristig reduziert: Am besten, ich sage den Prüfungstermin ab – dann sinkt die Angst (vorübergehend) schlagartig auf Null. Wenn es aber nicht so einfach ist, die Angst „abzusagen“, versuche ich, sie mit anderen Methoden niedrig zu halten.

Es gibt nun Menschen, die grundsätzlich etwas ängstlicher sind, d. h. bei ihnen reihen sich die Angstsituationen fast wie Perlen einer Kette aneinander. *In so einem Fall würde ein punktuelles Vermeidungsverhalten nicht mehr ausreichen.* Stell dir die Situation mit drei kleinen Kindern vor. Hier könnte man eigentlich pausenlos Angst haben: Eines hat ein blutiges Knie, das andere könnte über die Stiege fallen und schließlich kann man sich im Herbst in jeder Schule jederzeit mit einer Krankheit anstecken. Solche Eltern sind von Ängsten geradezu „umzingelt“.

Diese Ängste – so glauben viele – könne man nur mit einer andauernd erhöhten Wachsamkeit in Schach halten.

Mit dieser erhöhten Besorgtheit gelingt es, die „überall lauernden" Gefahren ein wenig zu kontrollieren, somit auch die Ängste ein wenig zu reduzieren. **Das ist ein sehr generalisierter Vermeidungsversuch.**

Was, wenn nun die Katastrophe ausbleibt? *Kein* Kind läuft vors Auto, *keines* von ihnen bricht sich ein Bein beim Schifahren und *alle* gedeihen prächtig. Jetzt gibt es (vereinfacht) zwei Möglichkeiten: Entweder Vater und/oder Mutter gewinnen allmählich an Sicherheit und verlieren ihre Ängstlichkeit – *oder aber nicht!*

Letzteres ist der Fall, der uns besonders interessiert. Möglicherweise begehen sie folgenden Fehlschluss: **Weil wir so besorgt waren, ist nichts passiert! Womit bewiesen wäre, dass das „sich ständig Sorgen machen" eine sehr wichtige Eigenschaft ist.**

Und damit sind wir endgültig bei der generalisierten Angststörung angelangt. Entscheidend sind die sogenannten *Metakognitionen*: **„Sich Sorgen zu machen ist wichtig!" ist die Voraussetzung für die anhaltende generalisierte Angststörung.**

Wie würde die Alternative aussehen: an die Geschicklichkeit der Kinder glauben, gelegentliche Erkrankungen als unvermeidlich (aus immunologischer Sicht vielleicht sogar als notwendig!) anerkennen, die eigenen Ängste auf ein realistisches Maß reduzieren etc.

Aus dem bisher Gesagten ergibt sich jetzt die nächste Frage: Warum findet jemand das „Sich-Sorgen-machen" so wichtig, wobei es für jemand anderen keinen besonderen Wert hat (es würde ihn/sie nur zusätzlich belasten)?

Wenn wir nochmals zum Zwiebelmodell (S. 43) zurückkehren, dann erinnern wir uns, **dass Widersprüche zwischen hierarchisch übereinander angeordneten Erwartungen emotionale Reaktionen erzeugen.**

Mit folgender Situation schließt sich nun der Kreis:

Mutter und Vater haben einen Plan: „Ich muss meine Kinder gesund ins Erwachsenenleben bringen" (Der darunter liegende Teilplan lautet: „Ich bringe das Kind ausreichend warm angezogen in die Schule.") – **Erkrankt dann aber dennoch plötzlich ein Kind, dann haben Vater bzw. Mutter in ihrer Lebenskonzeption einen schweren Fehlschlag erlitten bzw. „versagt".** *Ein solcher „Fehlschlag" wäre in Zukunft nur mit weiteren Kontrollversuchen zu vermeiden.*

Viele Eltern sehen, dass es praktisch unmöglich ist, Kinder vor jeder Krankheit zu schützen – andere aber sehen Erkrankungen von Kindern als eigenes Scheitern bzw. Versagen! Hier sind wir bei einer Attribution, einem Stil der Ursachenzuschreibung, der typisch ist für depressive Menschen (S. 63).

(Somit ist der hier vorgestellte „Fall" ein sehr gutes Beispiel für das Zusammenwirken von Depression und Angst.)

Die Behandlung selbst folgt dem kognitiven Muster: Der rigide Satz „Sich-sorgen ist wichtig" sollte abgewandelt und abgeschwächt werden: „Normalerweise bin ich vorsichtig, aber irgendwann kann etwas passieren." „Eigentlich bin ich bis jetzt immer noch relativ glimpflich davongekommen, oder ähnliche abschwächende Formulierungen wären vorteilhaft.

Entspannung, Achtsamkeit und Akzeptanz

So wie viele von uns das Gefühl für eine gesunde Ernährung verloren haben (Stichwort: Übergewicht), haben wir auch andere scheinbar „banale“ Fähigkeiten eingebüßt: die Regulation unseres Stresslevels, die Befähigung zu einem erholsamen Schlaf, den Umgang mit der Zeit, die Akzeptanz unseres Aussehens (Schönheitschirurgie), Erduldung des Leidens (Krankheiten werden als Störung angesehen), die Solidarisierung mit anderen (Ego-Gesellschaft) u. v. a.

Über jeden dieser Punkte könnte man Bücher schreiben. Der Großteil der Probleme ist selbst gemacht und Lösungen werden in der Flucht nach vorne gesucht: noch mehr in unsere SchülerInnen hineinpressen bzw. herausquetschen, die Verwendung von Aufputschmitteln, Benchmarking, Elitenbildung, Ranking, Selektion, Zwangsrehabilitation von psychisch Kranken ohne realistische Integrationsaussichten — vor allem ohne jedes menschliche Maß.

Zweifellos sind wir im Alltag der Informationsflut, dem Leistungsanspruch und dem sozialen Druck in einer Weise ausgesetzt, **dass es zunehmend schwieriger wird, sich selbst, die eigenen Bedürfnisse, zu spüren.** Ich will an dieser Stelle jedoch nicht weiter in das „Alles-wird-schlechter“-Lamento einstimmen, sondern eine Überleitung zum konsequenterweise wichtigen nächsten Schritt tun: Dem Schritt „zurück zu uns selbst“.

Am anschaulichsten wird dies durch die Integration des Konzeptes *Achtsamkeit (Engl.: Mindfulness)* in die kognitive Verhaltenstherapie geleistet. Dies ist zunächst ein mutiger Schritt, zumal (a) Achtsamkeit ihre Wurzeln im Buddhismus hat und nicht den akademischen Hürdenlauf bewältigen musste und

(b) mit dem bewussten „Nicht-Denken" fast das Gegenteil von dem empfiehlt, was der traditionellen Verhaltenstherapie entspricht.

> Eine erhöhte Achtsamkeit ist einerseits fundamental wichtig für eine gesunde Psyche, sie gilt aber auch als spezifisch wirksam gegen Angst und Depression.

Ausgegangen wird bei der Erhöhung der Achtsamkeit von einer Haltung der Offenheit für das Einströmen körperlicher Empfindungen, von Gefühlen und Gedanken – ohne jedoch zu (be-)werten oder Konsequenzen zu planen. Um sich nicht in einem Sog von Gedankenassoziationen zu verlieren, ist es nötig, den **Status der „mindfulness"- ein kontinuierlicher, gleichbleibender Zustand der wahrnehmenden Wachheit** – zu trainieren. Am ehesten erreichbar ist dieser Zustand bzw. der Prozess des andauernden Gewahrwerdens und Gewahrseins durch die wiederholte **Einnahme einer Haltung der Geduld, Akzeptanz und Toleranz.**

Es ist trainierbar, wobei unterschiedliche Übungen empfohlen werden — zentral wird jedoch immer die Beobachtung des eigenen Atmens sein. Dadurch, dass sich der Atem auf der Grenze zwischen bewusst und unbewusst bewegt, er sensibel auf Gefühlsveränderungen reagiert, aber auch willentlich beeinflussbar ist, bietet sich der Atem als allererste Quelle an, das „Selbst"-Bewusstsein zu erweitern.

So viel fürs Erste. Solltest du jetzt Interesse an einer Vertiefung hinsichtlich „Achtsamkeit" entwickelt haben, so empfehle ich dir, dich umzusehen, ob in deiner Nähe einschlägige Kurse angeboten werden. Alles Weitere würde nämlich den Rahmen dieses Buches sprengen.

Ich möchte allerdings nicht darauf verzichten, noch eine Brücke zwischen Achtsamkeit und dem expliziten Anliegen des Buches – Depression und Angst – zu schlagen.

Zunächst ist die Übernahme einer (jahrtausendealten, uns fremden) Kulturtechnik immer problematisch. Nicht nur, weil uns vieles dieser Ursprungskultur selbst verborgen bleiben muss, sondern auch, weil wir – als Rezipienten – mit einem völlig anderen Vorwissen und mit Vorurteilen (gar nicht negativ gemeint) an die „Technik" herangehen.

Nehmen wir alleine die erwähnte *Voraussetzung* für die „Achtsamkeit", nämlich die „Einnahme einer Haltung der Geduld, der Akzeptanz und Toleranz" (s. o.): Was für die Entwicklung von Achtsamkeit *als Voraussetzung* beschrieben ist, könnte ein „westlicher" kognitiver Therapeut *bereits als Therapieerfolg an*sehen.

Achtsamkeit lässt sich aber auch in hierzulande gängige psychologische Therapieansätze integrieren: Eine erhöhte Achtsamkeit ließe z. B. erwarten, dass ein höherer Grad an „Spezifität" im autobiografischen Gedächtnis erreicht wird (was sich als schützend gegenüber Depressionen erwiesen hat. Siehe S. 69). Und schließlich sind „Entspannungstrainings" seit Jahrzehnten fester Bestandteil „westlicher" psychologischer Behandlungen, und umgekehrt lassen sich Entspannungstrainings problemlos als Vorstufe des Achtsamkeitstrainings auffassen.

Die Sprache der Bilder

Ist es dir schon einmal passiert? Du biegst um die Ecke, schaust in zwei kirschschwarze Augen und dir werden die Knie weich. Oder du siehst, wie ein Kind sich von der Hand einer Mutter losreißt und schnurgerade in die Fahrbahn eines Lkw läuft ...

Im wahrsten Sinn des Wortes „berühren" dich solche Bilder, mehr als Worte das jemals könnten. *Bilder wirken unmittelbar, und Gesehenes ist nicht bestreitbar.*

Ich möchte nach dieser kurzen Einleitung noch einmal einen kleinen Umweg machen — ich komme später wieder auf die Bilder zurück.

Eine kurze Aufgabe: Wieviel ist 3 x 7? Du wirst sagen: 21.

War das nun Denken? Ich sage Nein und behaupte, das war eine tausendfach geübte Rechnung und die Antwort kam *automatisch - ohne zu denken* — zustande. Allerdings war das nicht immer automatisiert, und du musstest es irgendwann mühsam erlernen.

Für uns hier ist es wichtig, festzuhalten, dass auch auf bestimmte Bemerkungen und Kommentare anderer (Freunde, Kollegen) Antwort-Reflexe entwickelt wurden. Das können natürlich auch „innere", d. h. „stille" Antworten sein, also Gedanken. Relevant für unser Thema sind nun Antworten, die einer grundsätzlichen Unsicherheit oder Missstimmung einer Person entsprechen und die entweder anerzogen oder selbst entwickelt wurden. Diese Antworten können sich längerfristig sehr negativ auswirken in Form von schlechterem Selbstwertgefühl, sukzessivem Rückzug von Leuten (die dich eigentlich gerne mögen), mit nachfolgender Einsamkeit und Selbstzweifeln.

Hier Beispiele solcher Antwort-Reflexe aus dem Alltag:

(Bemerkung): „Dein Vortrag war interessant.“ (*Reflexartige Antwort, verbal*): „Ich war so nervös und habe so vieles zu sagen vergessen.“

(Bemerkung): „Dein Pulli ist toll.“ (*Reflexartige Antwort, gedacht*): „Der macht sich lustig über mich.“

(Bemerkung): „Am Samstag haben wir gefeiert.“ (*Reflexartige Antwort, gedacht*): „Eh klar: ohne mich.“

Du wirst natürlich erkannt haben, dass es darum geht, diese Reflexe zu umgehen. Da sie hochgradig automatisiert sind, ist das gar kein leichtes Unterfangen. „Argumentativ“ kommt man schlecht weiter.

Hier kommen wieder die Bilder ins Spiel. Ich bin also wieder zurück, wie versprochen.

Bilder wirken, wie ich oben schon versucht habe aufzuzeigen, auf sehr direktem Weg. Sie sind nicht „argumentativ beeinspruchbar“ oder kritisierbar. **Bilder sprechen Bedürfnisse und Gefühle direkt an, jedes auf seine Weise** (nimm doch die beiden einleitenden Beispiele).

Wenn ich z. B. sehe, wie ein Elefantenbulle einen Baum umstößt, dann ist jede Rationalisierung oder Abwehr („Der tut ja nur so“, „Wahrscheinlich ist er nur ein Angeber“) hinfällig. Die Mächtigkeit des Tieres und dessen Handlung wirken unmittelbar.

Zunächst ist noch festzuhalten, **dass Imaginationen, also „Bilder im Kopf“, ähnliche Wirkungen haben wie das „echte“ Dabeisein** (Sonst würde ja auch die stimulierende Wirkung pornografischer Bilder nicht entstehen! Habe ich dich mit diesem Beispiel überzeugt?).

Wie kann man nun Bilder „therapeutisch" nutzen?

Nehmen wir ein (sehr stark gekürztes, aber gerne verwendetes) Beispiel: *die Löwengeschichte.*

(Ausgangssituation): Der kleine Löwe steht vor einem schier unüberwindbaren Felsen, und das vor ihm liegende „Meer" kann er auch nicht überspringen.

(Lösung): Nach wenigen Monaten des Wachsens und der Entwicklung kommt der Löwe wieder an dieselbe Stelle: Mit einem kurzen Prankenhieb räumt er den Gesteinsbrocken (der vormalige Fels) weg und mit einem ebenfalls kurzen Satz springt er über das Gerinne (das vormalige Meer).

Durch die Erzählung der Langversion entsteht (a) eine Identifikation mit dem Löwen und **man „erlebt" (b) dass früher unüberwindbare Hindernisse jetzt durchaus überwindbar sind.** Was du gesehen hast, hast du gesehen. Das Gesehene ist nicht wegzurationalisieren. Darin besteht die Wirkung.

Das sind, kurz zusammengefasst, die Grundprinzipien: persönliche Identifikation mit der Bildsituation bzw. einem Protagonisten — direkte „Übernahme" der positiv dargestellten Inhalte, damit *Umschiffung der kognitiven Beeinspruchung durch die „bildhafte" Evidenz* - implizite Problemlösungen — u. a. m.

Es beginnt also immer mit einem persönlichen Thema: Worum geht es? Meine Verletzbarkeit, meine Abhängigkeit, mein fehlendes Durchsetzungsvermögen, fehlende Geborgenheit, fehlende Stabilität, fehlende innere Ruhe …?

Such dir „dein" Thema ...

... und nun suche ein passendes Bild zu diesem Thema.

Beispiel 1

Thema: Schutz und Geborgenheit

Bild (Stelle dir nun folgende Szene vor): eine Elefantenherde mit einem noch recht kleinen Jungtier. Wie immer bei einer Bedrohung nehmen die Elefantenkühe die Jungen in ihre Mitte, oft stellen sie sich sogar direkt über das Junge, um es zu schützen.

Beispiel 2:

Thema: Widerstandsfähigkeit und Stabilität, auch Neubeginn und Aufblühen

Bild: ein mächtiger Berg im Herbst; im Winter fällt aus schwarzen Wolken Schnee auf seine „Schultern"; der Sturm presst den Schnee, aber im Frühjahr taut er wieder ab; auf den Almen kommen wieder die Blumen hervor, im Sommer können sich Familien beim Wandern vergnügen …

Es geht also immer darum, zu „meinem" Thema ein passendes Bild zu suchen. Wichtig ist natürlich auch hier die sorgfältige und wiederholte Durchführung (kein Zeitstress, ruhige äußere Bedingungen).

Dieses (oder ein ähnliches) Vorgehen wird allgemein Milton Erickson und seiner „Hypnotherapie" zugerechnet.

— Hypnotherapie (bzw. Milton Erickson) geht von einem Unbewussten aus, das selbst kreativ zur Lösung von Problemen beiträgt.

— Die Verwendung von „Bildern" fördert diesen Zugang.

— Bei Erickson spielt eine Trance eine wichtige Rolle, um den Zugang zum Unbewussten nochmals zu erleichtern.

Was die „Trance" anbelangt, so ist diese keine Hexerei: Wenn du beim Weltmeisterschaftsfinale das Elferschießen verfolgst, dann bist auch du in einer Trance! Geh einfach davon aus, dass du dich ein wenig entspannst und dann deine Aufmerksamkeit auf dein „Bild“ fokussierst (Natürlich gibt es auch hierzu besondere Techniken bzw. Literatur. Allerdings sollte die „einfache“ Entspannung bzw. Konzentration fürs Erste schon hilfreich sein, und vor allem wirst du dich im Verlauf der Zeit darin rasch verbessern).

Vielleicht ist hier nochmals zu erwähnen:

Auch imaginierte Situationen werden abgespeichert und die wiederholte *Abspeicherung positiver (schöner, zu bewältigender) Bilder reichert unseren „Erfahrungsschatz“ an*, ähnlich wie positiv erlebte, reale Situationen.

Wenn du das Gefühl hast, diese Imaginationsübungen haben dir gut getan, dann können wir zurückgehen – dorthin, wo wir von den automatisierten, reflexartigen Antworten gesprochen haben:

Die Bilder wirken unmittelbar positiv, aber vor allem kann man damit reflexartige — kognitiv entwickelte — Antworten umgehen. Allmählich bessert sich das „Grundgefühl“ (mehr Selbstwertgefühl, mehr Stabilität, weniger soziale Ängste); damit sollte es auch leichter werden, die automatischen selbstentwertenden, negativen Antworten (Ausreden, Absagen) durch konstruktivere, positive Gedanken zu ersetzen.

... und der Sieger ist ...

Hast du dir schon einmal überlegt, warum die Olympiasieger und der Formel-1-Champion auf dem „Treppchen" stehen?

Würde es denn nicht auch genügen, wenn man am Montag nach dem Rennen die notariell beglaubigten Ergebnislisten — gleich unter den Fremdwährungskursen — in der Zeitung veröffentlicht?

Schüler bekommen „Sternchen", der Nachwuchssänger einen „Förderpreis", der Spekulant findet seine Börsenkurse in einer „geilen" Grafik dargestellt etc. Es ist offenbar unsere psychische und biologische (!) Notwendigkeit, dass wir deutliche affektive Rückmeldungen bekommen.

Ich habe es schon früher erwähnt: Dieser Kick setzt das Neurohormon Dopamin frei, und dieses wiederum ist verantwortlich für das nachhaltige Lernen. **Die Rückmeldung über Leistungssteigerung macht Sinn.**

> Wenn du deine Erfolge in der Selbsttherapie nicht deutlich sichtbar machst, bringst du dich in Wirklichkeit um den Erfolg. Es ist enorm wichtig, den nachhaltigen Lernprozess durch solche Hervorhebungen zu unterstützen.

Nun muss dieses „Feedback" nicht unbedingt von der unbestechlichen Stoppuhr kommen — *ich kann auch selbst ganz gut beurteilen,* ob ich mich wohler fühle, ob es mir heute wärmer vorkommt als gestern, wie stark mein momentanes Hunger- und Schmerzgefühl ist.

Als Hilfsmittel greifen wir auf Bewährtes zurück: die guten alten Schulnoten oder **eine selbst gewählte Skala „von 0 bis**

Vorschläge für Formulierungen:

(Datum ....)

	Super	zufrieden	keinesfalls
1.) Ich konnte mit meinen heutigen Übungen wieder Fortschritte erzielen	☐	☐	☐

1.) Meine Angst vor .... X ....
liegt momentan bei: .... 1 - 2 - 3 - 4 - 5 - 6 - 7 - 8 - 9 - 10
(1 bedeutet: überhaupt keine Angst, 10 bedeutet: maximale Angst)

	pessimistisch bis resigniert	schlecht mit Zuversicht	akzeptabel passt	ganz gut	bingo, super
1.) Meine momentane Stimmung	☐	☐	☐	☐	☐

Abbildung 6: Vorschläge zur Überprüfung meiner Fortschritte

100" — schließlich dienen auch die „Smileys" oder die 5 Bewertungs-Sterne bei Amazon ähnlichen Zwecken. Und wenn du dein Gewicht kontrollieren möchtest, machst du aus den Ergebnissen der wöchentlichen Abwaage eine zusammenhängende Verlaufskurve.

Jetzt aber sind wir bei der Erfolgsüberprüfung deiner eigenen Therapie: Mach kurze Checklisten, leg diese Checklisten bereit, vielleicht kannst du auch eine grafische Verlaufskurve im Zimmer aufhängen ... oder du wirfst für jede (subjektiv erfolgreiche) Übung einen Euro ins eigens dafür aufgestellte Gurkenglas (Ein paar Vorschläge für Evaluierungsfragen findest du in Abbildung 6).

THERAPIEFEHLER, TRICKS UND TIPPS

Jede Therapie besteht aus dem wissenschaftlich und in der therapeutischen Praxis entwickelten Regelwerk, **nicht minder wichtig sind aber die „informellen" Elemente:** Nicht umsonst wird Psychotherapie oft auch als Kunst bezeichnet. *Hier führe ich noch Punkte an, die keiner Therapieschule unmittelbar zuzuordnen sind, zweifelsohne aber wichtig sein können.*

Die ärztliche Untersuchung

Der gröbste Fehler, der einem bei Beginn einer psychologischen Selbstbehandlung — genau wie bei einer extern durchgeführten Psychotherapie — unterlaufen könnte, wäre natürlich der, zu übersehen, **dass körperliche Ursachen für das Vorliegen einer „psychischen Störung" (mit-)verantwortlich sind.** Wir brauchen hier nicht zu feilschen, wie groß (in Prozenten) die Wahrscheinlichkeit dafür ist (sie variiert natürlich von Störungsbild zu Störungsbild), niemand sollte sich jedoch später einen Vorwurf machen müssen, eine solche Ursache übersehen zu haben!

Möglicherweise wird auch der Arzt oder die Ärztin keine aufwendige Untersuchung durchführen, aber er/sie kann aufgrund reicher Erfahrungen rasch die wesentlichen Risikofaktoren überblicken, um bei einem begründeten Verdacht weitere nötige Schritte zu veranlassen.

Es geht keineswegs um ein Entweder – Oder. *Selbst beim Vorliegen einer körperlichen Erkrankung kann eine psychologische Intervention sinnvoll sein* (unterstützend, im Sinn einer besseren „Bewältigung").

Ein weiterer denkbarer Fall wäre der, zusammenzuarbeiten: Die Ärztin bringt mithilfe von Medikamenten (z. B. Schmerzmittel, Antidepressiva) den Patienten überhaupt erst in die Lage, von einer Psychotherapie profitieren zu können.

Schließlich sei auch noch die Möglichkeit erwähnt, dass eine einmalige „Anfangsuntersuchung“ alleine nicht genügt. *Besonders im Anfangsstadium mancher Störung ist es oft nicht vorhersagbar, welchen Verlauf diese später nimmt.* In solchen Fällen ist es natürlich vorteilhaft, wenn die ärztliche und die psychologische Intervention *Hand in Hand* gehen.

Zufällige Ereignisse sind keine therapeutischen Übungen

Wenn ich von „Übungen" in der Therapie bzw. Selbsttherapie spreche, dann meine ich damit **ein geplantes, in seinen Details weitgehend festgelegtes und auch hinsichtlich Frequenz und Intensität - mit der Therapeutin / dem Therapeuten (oder mit sich selbst !) - vereinbartes Vorgehen.**

Nicht gemeint sind somit: Ereignisse, zu denen ich gedrängt worden bin bzw. Ereignisse, die quasi „per Zufall" passiert sind.

Wir unterscheiden grundsätzlich zwischen geplanten (z. B. Theaterbesuch) und ungeplanten Ereignissen (Verkehrsunfall). Auch wenn wir von beiden Fällen profitieren können, unterscheiden sich die beiden Fälle im Erleben und in der Verarbeitung.

Dazu ein paar Beispiele, *die nicht als therapeutische Schritte angesehen werden können.*

Einem Patienten wurde im Urlaub der Mietwagen gestohlen. Infolgedessen musste er sich bei der örtlichen Polizei melden (Diebstahlsmeldung), telefonisch mit der Verleihfirma Kontakt aufnehmen und war (vorübergehend) gezwungen, seine Reise mit öffentlichen Verkehrsmitteln fortzusetzen. Stolz hat er mir von diesen „Übungen" berichtet.

Ein zweiter Fall: Eine Frau ist zu spät zur Geburtstagsparty gekommen, der Korken war schon aus der Sektflasche, die Begrüßung der Gäste und die Gratulationen waren vorüber. Schließlich passierte noch, was passieren musste: Die gegrillte Hühnerbrust rutschte vom Party-Teller. Und diese „Fehler" wollte sie mir als „Fehlschlagübung" (S. 106) anbieten.

Der Unterschied zu „Fehlschlagübungen“ ist ganz wesentlich: Es geht um die *bewusste* (absichtliche) Verhaltenssteuerung: *Ich* bin derjenige/diejenige, der/die die Situation *einschätzt*, *plant*, sich *entscheidet*, die Chance hat, abzulehnen, die Handlung *initiiert*, die *Verantwortung* für Konsequenzen *übernimmt*, sich *überwindet* und der/dem schließlich auch *das Lob nach dem Erfolg gebührt.*

Mogeln heißt Selbstbetrug heißt Bewältigung

Jetzt wird es ganz schwierig. Selbstverständlich wird als Ziel angestrebt, dass ich relativ unbekümmert und kompetent meine wesentlichen Aufgaben erledigen kann: frei reden, Kontakte knüpfen, Prüfungen bestehen (und vieles, vieles mehr) – all das, ohne dass ich mir vorher das Blut mit Alkohol verdünnen muss.

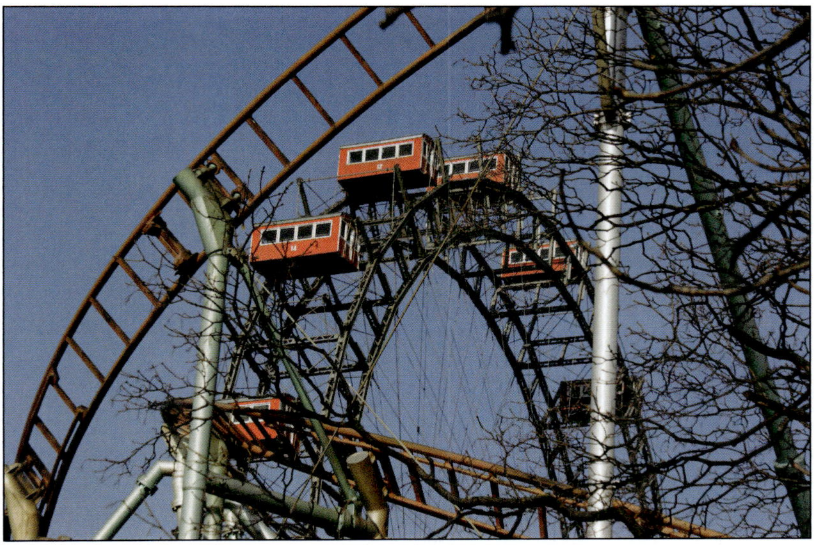

Abbildung 7: Angst mit Spaß? In Wien müsste man sein!
Konfrontationstherapie am Riesenrad

Was ich jetzt sage, kannst du mir als Widerspruch vorwerfen: Obwohl ich mich normalerweise ganz klar für die „reine und präzise" Durchführung von Übungen *ohne Vermeidung* ausspreche, kann es doch hilfreich sein, manchmal ein Auge zuzudrücken.

Wir alle haben uns irgendwann selbst überlistet, um wichtige Schritte tun zu können. Noch heute zähle ich 3—2—1, bevor ich in den, noch nicht sommerlich aufgewärmten, See springe. Solche kleinen „Tricks“ kann man doch auch in der Selbstbehandlung einsetzen. Oder nicht?

Du wirst dich noch an das Kapitel „Vermeiden“ erinnern (S.52), und auch daran, dass ich das „Vermeidungsverhalten“ als verantwortlich für die Aufrechterhaltung von Angst bezeichnet habe. Dazu stehe ich weiterhin, und trotzdem kann manchmal auch Mogeln ein wenig weiterhelfen.

Dazu wieder zwei kleine Beispiele: Ein mittlerweile in die Jahre gekommener Mann (ein „Endzwanziger“) litt darunter, dass er noch nie mit einer Frau geschlafen hatte. Das war nicht einmal sein vordringlichstes psychisches Problem, und er erledigte dieses auch ganz ohne meinen therapeutischen Rat. Er berichtete stolz: Er hatte genau die „richtige“ Dosis Gin, als er schließlich zum ersten Mal mit einer Frau sexuell verkehrte. Es war nicht berauschend (sic!), weder für sie noch für ihn, trotzdem konnte er die nagende „Angst vor dem ersten Mal“ abhaken. Und das, indem er seine Erwartungsangst substanziell (sic!) mittels Alkohol abgesenkt hatte.

Ein zweites Beispiel verlief ähnlich: Nie würde „Er“ (mein Klient) mit dem Bus oder gar mit dem Zug fahren! – Er tat es dann doch, und auch dieses Mal ebenfalls nicht auf meine Aufforderung hin — jedoch mit meiner augenzwinkernden Zustimmung: Er fuhr „nach einem Vierterl Riesling“ eine einzige Zugstation weit (ca. 10 km), und weil es so schön war, blieb er gleich sitzen und fuhr weiter. Seine Flugangst erledigte er auf die gleiche Weise. Alle seine Ängste sind mittlerweile (anhaltend) weg.

Ich möchte jetzt dem Wort „Mogeln" eine andere Bedeutung geben: Wenn mir entsprechende „Tricks" einfallen, die mich dann doch ans Ziel führen, sollte es recht sein. *Diese „Tricks" sollten allerdings nicht selbst zum Symptom ausarten, sondern lediglich als ein Zwischenschritt zur Bewältigung einer ansonsten übermächtigen Angst dienen.*

Es handelt sich hier *nicht* um den Ratschlag, eine Phobie mit Alkohol zu besiegen. Die eigentliche Botschaft soll lauten: Erstens: *Es gibt Dinge, die nicht im Lehrbuch stehen oder bei einer Ausbildung vermittelt werden.* Zweitens: *Es ist die individuelle Kreativität (bis zu einem bestimmten Grad) zu respektieren.* Drittens: *Der Erfolg gibt diesen Klienten recht* (unterm Strich *wiegt der Erfolg die kleine „Regelverletzung" vielfach auf).*

Gerade wenn du die Behandlung alleine startest, solltest du sehr sicher sein, ob du bei einer Übung zum Mogeln greifst (es gibt ja auch andere Formen als die hier gewählte).

Der Therapeut wird es schon wissen

(Für den Fall, dass du dich doch in eine externe Therapie begibst) Eine gesunde Portion Kritik ist, wie eben gesagt, gesund. Auch hier bewegen wir uns auf einer **Gratwanderung: zwischen den Extremen „den Therapeuten grenzenlos vertrauen" und „grundsätzlich skeptisch" sein.** Es gibt natürlich auch hier Abhilfe: Der Therapeut bzw. die Therapeutin sollte natürlich in der Lage sein, deine Fragen so zu beantworten, dass es für dich Sinn macht.

Wir wissen aus Erfahrung und der Forschung, *dass die Beziehung zwischen Klient und Therapeut eine ganz besondere ist:* Wir unterhalten uns ja schließlich in der Therapie über sehr Persönliches, über (tägliches) Leid, über Verwundungen, über Intimes. Hier werden entweder Erwartungen hochgepuscht (z. B.: meine Sehnsucht nach Abhilfe), Ängste angestoßen (z. B.: fallen gelassen zu werden) oder ich lasse mich von vornherein gar nicht ernstlich darauf ein (z. B.: bloß nicht die Kontrolle aufgeben).

Vieles davon rührt von persönlichen leidvollen oder auch sehr positiven Erfahrungen, und kann den Verlauf der Behandlung beeinflussen. Auch diese Beziehung kann oder soll zum Gegenstand der Gespräche gemacht werden – ehe man vor lauter „blinden Flecken" (die auch aufseiten der TherapeutInnen vorkommen!) zu viele „Fehler" macht. Sympathie für den/die TherapeutIn ist schon eine ganz gute Voraussetzung – wenngleich keine Garantie für das Gelingen der Behandlung.

Wenn ich eine Selbsttherapie beginne, dann habe ich es direkt oder indirekt ebenfalls mit einer therapeutischen Beziehung zu tun.

Erstens: Warum gehe ich nicht zu einem / einer (externen) Therapeuten/Therapeutin und starte den Selbstversuch? Vielleicht liegt es an einer *tiefen Skepsis* gegenüber TherapeutInnen oder an meinem durchaus gefestigten *Selbstvertrauen*, dass ich es alleine auch kann?

Zweitens: Seltsam, aber **auch wenn ich mich selbst zum Therapeuten mache, stehen sich KlientIn und TherapeutIn gegenüber:** nämlich du dir selbst. Somit sind ebenfalls Elemente einer „therapeutischen Beziehung" zu finden. Jetzt muss ich *meinen Anleitungen folgen*, ich muss (mich) *rückfragen*, *korrigieren*, mir *vertrauen*, mir eine entsprechende Didaktik zurechtlegen, mit der ich zum Erfolg komme.

Wie ernst nehme ich mich selbst? ...

Aufschreiben

Gedanken jagen dahin wie Windhunde.
Oft geht es hin und her, mit köstlichen Assoziationen, die man eigentlich publizieren sollte. Mir fällt der Name des berühmten Schauspielers nicht mehr ein, den ich doch gestern Abend … natürlich ... Hilde kann noch warten, aber ... nein, schnell noch Geld in die Parkuhr ... wollte ich nicht sowieso einen Brief aufgeben? Zu Hause, shitte; dann also doch gleich das Geburtstagsgeschenk für Bert besorgen …

Undisziplinierte Windhunde.

Gedanken sind oft sehr, sehr „flüchtig", wie man es auch nennt. Das systematische Denken – das vollständige Durchdenken von etwas – ist eigentlich die Ausnahme. Aber, **es gibt ein Wundermittel, um den eigenen Gedankenfluss zu steuern und zu kontrollieren: das Aufschreiben.**

Da Aufschreiben deutlich mühsamer ist als das „nur daran Denken" wird man sich für niedergeschriebene Antworten tatsächlich mehr Mühe geben.

Besonders wenn man eine Selbsttherapie beginnt, ist es ratsam, „schriftlich zu denken":

Ich kann schriftlich Hierarchien festlegen (Was sind meine drei größten Ängste?) und diese gleich bewerten nach einem persönlichen System (Notensystem oder Prozente); ich kann nach einigen Trainingsübungen Veränderungen erkennen (Vergleich von Einschätzungen: „vorher – nachher").

In der bewährten „Zwei-Spalten-Technik" kann ich meine „depressiven und selbstschädigenden Gedanken" aufschreiben und in derselben Zeile konstruktivere Alternativen formulieren.

Ich kann zurückblättern — wie war das noch vor einer Woche?

Der Kreativität sind keine Grenzen gesetzt.

Fehlerfaktor Angst

Das größte „Hindernis" für eine adäquate Angst-Therapie ist das Symptom Angst selbst. Das fängt schon mit einer Fehldiagnose bzw. Fehleinschätzung an. Über- bzw. Unterschätzungen, wie wir sie bei gewöhnlichen Fertigkeiten kennen (Klavierspiel, Sport), gibt es genauso bei der Angst.

Immer wieder kommt man im Verlauf der Therapie darauf, dass der Patient eingangs nur einen Bruchteil seiner Ängste berichtet hat. Die Angst selbst hinderte ihn daran! Die Abweichungen gehen tatsächlich in beide Richtungen („Über- bzw. Untertreibung"). Denke daran: Das wird bei dir auch nicht anders sein.

So wie wir uns vom Klienten zeigen lassen, was er kann bzw. nicht kann (Wie viele Stockwerke kann ich mit ihm hochgehen?), kannst du ebenfalls den sogenannten „Verhaltenstest" machen. Fehleinschätzungen sind übrigens gar nicht verwunderlich, weil ihr (du oder andere Klienten) vielleicht schon jahrelang exzessiv „vermieden" habt.

Noch in einem zweiten Fall ist es die Angst selbst, die eine gute Therapie stören kann: PatientInnen sind oft schon für einen kleinen *Fortschritt* dankbar. Zusammen mit dem Rest an noch vorhandener Angst führt das dann zu einem *verfrühten Abbruch* der Therapie, womit natürlich die Rückfallgefahr ansteigt! Daher nochmals: Overlearning! Also mehr üben als momentan notwendig erscheint.

Wo finde ich Übungsgelegenheiten?

Wenn man häufig Therapien *in vivo* – d. h. nicht im Therapiezimmer, sondern draußen, „im wirklichen Leben" – gemacht hat, schult man natürlich sein Auge für Möglichkeiten, in denen man ein „Verhaltensrepertoire" aufbauen kann. Und darum geht es doch: Möglichkeiten ausweiten, Begrenzungen überwinden.

Was hindert mich, das geeignete Übungs-Szenario wahrzunehmen? Die Angst selbst! Genau: *Die Angst selbst „hilft mir", Übungsfelder nicht zu sehen*. Darum ist es angebracht, hier kurz unterstützend ein paar Vorschläge zu machen. Diese sind jetzt natürlich nicht auf den „Einzelfall" abgestimmt, aber jeder/jede Einzelne kann sich die Situation zum Vorbild nehmen bzw. diese abwandeln.

> Einen großen therapeutischen Fortschritt sehe ich darin, dass sich die Psychotherapie von der Ordination („Praxis") in den öffentlichen Raum bewegt hat. Das ist der natürliche Lebensraum des Menschen und hier lernt man das „Wie und Was man im Leben braucht" kennen.

Am einfachsten ist es natürlich bei der „Phobie": Jeder kann die Situation oder das Objekt der Angst ziemlich genau beschreiben. Hier also kannst du auf jeden „Hund" zurückgreifen, den du beim Spazieren, oft auch im Gastgarten, findest. Anlocken, streicheln – bald hast du einen neuen Freund gewonnen.

Manchmal wirst du irgendwo hinfahren müssen, um zu einer geeigneten Übungsmöglichkeit zu kommen, wahrscheinlich in die nächstgelegene Stadt. Dort aber gibt es sie an jeder

Hausecke – je nachdem, was deine Übungsziele sind. Genauso an der „roten“ Fußgängerampel. Menschen um Auskunft bitten (Geschäfte, Unterhaltungen), sich in Geschäften detaillierte Auskünfte holen (zu Artikeln, Reparaturen), sich im Café zu anderen setzen, Gespräche initiieren, durch Behörden/Amtsgebäude gehen („Ich bin auf der Suche nach …“), anprobieren, aber *nicht* kaufen (Kaufhaus, Schuhgeschäft) etc. Alle Brücken, höheren Gebäude ...

Und überhaupt: a**lles, was neu für dich ist**: während des Filmes rausgehen, im Museum auffällig werden (z. B. sich Notizen zu einem Bild machen), „neue“ Sportarten, neue Straßenzüge, neue Bestellungen im Restaurant.

Schwierige Übungen sind die sogenannten „Fehlschlagübungen“ (Verhalten mit absichtlich „eingebauten“ Fehlern) (S. 106): Ware zurücklassen an der Kassa („Geld vergessen“), Essen umbestellen, mit der Tram in die falsche Richtung fahren (Passagiere daraufhin ansprechen), zur Sperrstunde sitzen bleiben — bis man aufgefordert wird, das Lokal zu verlassen.

Dinge verlangen: Können Sie mir das aufschreiben? Haben Sie dazu Unterlagen? Würden Sie mit mir Platz tauschen (Ich muss in Fahrtrichtung sitzen)?

Öffentliches Auftreten: *sichtbar werden* im Pausenraum (Theater, Konzert), beim Hauptgottesdienst im Mittelgang nach vorne gehen, im Restaurant einen in der Raummitte gelegenen Tisch wählen etc. Mische dich in der Pause eines Konzertes unter die Menschen. Natürlich kannst du stark befahrene Routen mit öffentlichen Verkehrsmitteln zurücklegen — aber gleich mehrmals am Tag (Dann wird aus dem Gefühl von Angst und Spannung ein anderes: das der Öde und Langeweile. Öde und Langeweile sind natürlich keine endgültigen Zielvorstellungen einer Behandlung, aber sie zeigen zumindest an, dass die Angst besiegt wurde).

Und was ist mit den *Kognitionen*? Am besten arbeitest du hier schriftlich, stellst Listen auf und suchst nach Formulierungen. Etwa: Tabellen mit zwei Spalten; zunächst links die „reflexartigen“ (depressiven bzw. ängstlichen) Gedanken, dann gegenüber (rechts) die günstigeren (und auch korrekteren) Formulierungen.

Schließlich noch die „inneren“ — *mentalen – Übungen*. Wie bei allen Übungen kommt es auch bei den mentalen Übungen sehr auf die Präzision der Durchführung an. Langsames Entspannen, Bilder kommen lassen, wirken lassen, eventuell Bildeinstellungen ändern … Das bedeutet: Du brauchst Ruhe, sollst gut ausgeschlafen sein, vielleicht machst du dir auch Notizen (zur Erinnerung, aber auch, um eventuell nachfragen zu können).

Es geht also *nicht* zwischen Zahnarzt und Fahrschulprüfung und auch nicht zum Einschlafen. Sondern mit einer *geplanten* Durchführung zur besten Wachzeit!

WEITERE SPEZIALTHEMEN

Hier möchte ich noch ein paar Themen ansprechen, die im Randbereich des eigentlichen Themas liegen, denen aber trotzdem höchste Aufmerksamkeit gebührt.

Burn-out ist früher wohl unter „Depression“ gelaufen, wird aber jetzt als eigenständig wahrgenommen. Die weiteren Themen, **Suizid/Suizidversuch/Selbsttötung** sowie **Angst und Depression bei Menschen mit Wahnvorstellungen**, müssen hier natürlich Platz finden, aber primär unter dem Aspekt, dass hier auf fachärztliche Hilfe gedrungen wird. Diesen Aufruf richte ich an die direkt betroffenen PatientInnen als auch an ihre Angehörigen und Freunde.

Natürlich können betroffene Menschen „selbst“ lenkend eingreifen, **aber ich rate dringend ab, es in diesen Fällen bei einer Selbsttherapie zu belassen.**

„Burn-out"

Burn-out kann man als Sonderform von Depression betrachten – man kann es aber auch als eine eigene „Krankheit" sehen.

Du hast bestimmt schon gesehen, dass man immer wieder auf den Versuch stößt, **Depressionsformen bestimmten Lebensumständen zuzuordnen:** die *klimakterische* Depression, *prämenstruelle* Depression, *postpartale* Depression, *Hausfrauen*depression, *Entwicklungs*depression, *Alters*depression, „*Entlastungs*depression" u. a. m.

Das ist zwar nicht Diagnostik nach dem heutigen Standard, dennoch sind diese bildhaften Bezeichnungen nicht ganz unrichtig. **Die Frage ist allerdings, ob diese Begriffe damit die korrekte Ursache angeben, und ob sie von einem therapeutischen Nutzen sind.**

In diese Reihe gehört natürlich auch das „Burn-out". Ich werde dir nachstehend ein paar Überlegungen vorstellen.

Es war übrigens ein Österreicher (Freudenberger), der, damals in England, den Begriff *burn-out* zum ersten Mal verwendete. Mittlerweile gibt es viele wissenschaftliche Arbeiten zum „Burn-out", die eines gemeinsam haben: Sie sehen Burn-out als Endprodukt eines meist jahrelangen Prozesses, der aus zwei wesentlichen Komponenten besteht: Die Person steigt mit großem Enthusiasmus und Engagement in ihren Beruf ein, begegnet jedoch im Laufe der Jahre zahlreichen Hürden, Entwertungen und Geringschätzung, und vielleicht sogar Macht- und Hilflosigkeit. Das Resultat — Burn-out — erscheint nun mehr als plausibel.

Bloß: Plausibilität allein reicht nicht, denn: Es gibt auch plausible Argumente, die uns die Geschichte anders sehen lassen.

Wie gerade erwähnt, entsteht „Burn-out" in einem Prozess über viele Jahre hinweg. Das heißt: Dieser Prozess läuft parallel zu einem ganz gewöhnlichen Alterungsprozess (anders ausgedrückt: Je älter man wird, desto wahrscheinlicher wird ein Burn-out). Könnte es denn nicht eine Variante eines allgemeinen Alterns bzw. Ermüdungsprozesses sein?

Zweitens: Während in den „Anfangszeiten" das Burn-out bevorzugt mit Sozialberufen in Zusammenhang gebracht wurde, hat man mittlerweile Burn-out in fast allen Berufen nachgewiesen — auch bei hoch qualifizierten und gut verdienenden Personen. Es lässt sich also nicht an einer Berufsausübung festmachen — und schon gar nicht, wenn man weiß, dass früher die „Hausfrauendepression" eine sehr gängige Diagnose war. Damit ist eine selektive Zuschreibung zu einem Beruf ohnedies nicht mehr haltbar.

Drittens: Als wesentlich für die Entstehung des Burn-outs werden die anfängliche Begeisterung und das große anfängliche Engagement angesehen (Es wird zumindest von den PatientInnen so geschildert, die später an Burn-out erkranken). Man kann sich gut vorstellen, dass Personen, die von Anfang an *keine* Begeisterung bzw. Engagement für den Beruf aufbrachten, *noch früher ein Burn-out entwickeln oder diesen Beruf schon bei der ersten Gelegenheit aufgegeben bzw. den Job gewechselt haben.* Tendenziell blieben nur noch solche Menschen über, die mit Begeisterung begonnen haben. Dieses Argument ist somit ebenfalls fragwürdig. Übrigens würde auch jede/r Depressive (nicht nur Menschen mit Burn-out) von sich sagen: Früher da war ich motiviert, begeistert ...

Viertens: Es gibt hinreichend Befunde, dass *depressive* Menschen (und das sind Burn-out-Menschen zweifellos) *negativ über ihre Vorgeschichte urteilen:* Warum nicht auch über Härten und Ungerechtigkeiten im Beruf? Wir wissen außerdem, dass berichtete Ereignisse als ziemlich fragwürdig anzusehen sind (siehe: Zeugenaussagen).

Fünftens: Jede Burn-out-Theorie kennt sogenannte „Stadien“ für die Entwicklung zum Burn-out. Das variiert bis zu einem Dutzend. Seriöse Kritiker behaupten, dass es unmöglich wäre, einen solchen Ablauf nachzuweisen und es existieren auch keinerlei Belege dazu. Weder die einzelnen Stadien sind nachweisbar und noch weniger die Abfolge solcher Stadien.

Selbstverständlich gibt es Arbeitsbedingungen, die krankmachend wirken - sowohl physisch als auch psychisch. Es ist keine Frage, dass dringender Bedarf besteht, daran etwas zu ändern.

Hast du es gemerkt? So läuft es: *Nicht die äußeren Bedingungen der Arbeitswelt erhalten eine „Diagnose“, sondern das nach Jahren taumelnde Individuum wird mittels „Burn-out“ für krank erklärt.* Dieses ist dann dankbar dafür, endlich in die Schonzone einer psychosomatischen Klinik zu gelangen (oder, was es in Einzelfällen schon gibt: in eine Burn-out-Klinik).

Es gibt Menschen, die eine erhöhte Anfälligkeit für Depression aufweisen (Vulnerabilität), aber auch umgekehrt: Menschen, die eine erhöhte Widerstandskraft (Resilienz) aufweisen. *Wäre es dann nicht vorteilhaft, rechtzeitig eine erhöhte „Vulnerabilität“ zu diagnostizieren, anstatt 15 Jahre später ein „Burn-out“*? Das würde dem Gedanken einer Prävention deutlich näher stehen.

Grundsätzlich reiht sich Burn-out bestens in das breite Depressions-Spektrum ein. Ob es dennoch sinnvoll ist, eine eigene „Krankheit“ zu kreieren, werden wir hier nicht beantworten können. Trotzdem ist es mir ein Anliegen ein wenig darauf hinzuweisen (denn einige Leser und Leserinnen haben bestimmt noch wenig Erfahrung damit), dass es oft *krankheitsunabhängige* Interessen sind (in aller Regel wirtschaftliche), die für eine Neuschöpfung von Krankheiten stehen.

So gab es z. B. Anstrengungen, auch „prämenstruelle Beschwerden" in den Kreis der anerkannten „Psychischen Störungen" zu hieven — Gott sei Dank konnten sich hier Frauengruppen erfolgreich dagegen wehren. Mit einem Schlag wären Milliarden (!) von Frauen „psychisch krank" gewesen — und die neu auf den Markt zu bringenden Medikamente hätten Billionen (Euros) gesprudelt.

Suizid (Selbst-Tötung) und Suizidversuch

Man kann kein Buch über Angst und Depression schreiben, ohne auch auf das Problem der Selbst-Tötung (Suizid und Suizidversuch) einzugehen.

Es sind mehrere Faktoren, die es gebieten, dem menschlichen Suizid besondere Beachtung zu verleihen: Zum einen sind es die *Endgültigkeit und Unwiederbringlichkeit des Lebens.* Zum anderen wurde das menschliche Leben über Jahrtausende und nahezu über alle Kulturen hinweg als Geschenk des jeweils dominanten Gottes gesehen, und somit die bewusste Abtötung eben dieses Lebens als *Versündigung* gegenüber dieser Gottheit gewertet; schließlich wurde der Suizid – im Gegensatz zu vielen anderen Arten des Sterbens – als prinzipiell vermeid- bzw. verhinderbar angesehen, sodass ein vollzogener Suizid zusätzlich starke *Schuldgefühle bei den Hinterbliebenen* verursachen kann.

Auch ich finde die Zahl der Menschen, die sich jährlich selbst töten, erschreckend hoch. Wie aber kann ich so etwas behaupten? Grundsätzlich spreche ich niemandem das Recht und den freien Willen ab, sich selbst zu töten, ABER: Es kann nicht der „Sinn“ des Lebens sein, nicht mehr zu leben (!), und zweitens passieren viele Suizide in einer *nur subjektiv und momentan* aussichtslos erscheinenden Lage — die sich oft schon nach wenigen Tagen oder Monaten völlig anders darstellen kann.

Neben diesen sehr grundsätzlichen Feststellungen sind viele Fragen ungelöst. Sowohl die *Vorhersage* einer Suizidhandlung als auch die *Einstufung* eines Todesfalles als Suizid gelten als problematisch. Eine Fahrt mit hoher Geschwindigkeit gegen eine Tunneleinfahrt, ein „Ausrutscher“ im Hochgebirge? (Wenn es nicht als solcher angekündigt war) — war es dann ein Suizid?

Und zur Vorhersage? Es gibt nur wenige Kriterien, die dann auch nicht sehr verlässlich sind, aber immerhin auf ein Risiko aufmerksam machen.

Es ist für Laien wie für Experten gleichermaßen schwierig, eine *akute* Selbsttötungs-Absicht zu erkennen. Aufgrund der „Endgültigkeit" dieser Handlung wird man eher mehr Vorsicht walten lassen als zu wenig.

Bei jeder Art von Ankündigung, Anzeichen einer Vorbereitung (Sammeln von Medikamenten, Erkundigung nach Möglichkeiten etc.), mehr noch beim zusätzlichen Vorliegen früherer Suizidversuche, sollte Kontakt mit diesem Menschen aufgenommen werden.

Aber woran kann man sich orientieren?

Wenn sich ein Mensch in einer *problematischen Situation* befindet, aus der er selbst *keinen Ausweg* sieht, steigt das Risiko für einen Suizid. *Dabei muss die Situation gar nicht objektiv ausweglos sein.* Das kann z. T. auch auf eine „Denkhemmung" zurückzuführen sein, auf die Unfähigkeit, sich zu konzentrieren (was wiederum von überbordendem Stress oder einer Depression herrühren kann), bis hin, dass die „Ausweglosigkeit" auf falschen Informationen basiert.

Einen Sonderfall dieser *Einengung* stellt der sogenannte *Bilanzsuizid* dar. Menschen, denen jeder Sinn für ein weiteres Leben abhandengekommen ist – die Person ist verwitwet, allein, unheilbar krank, leidet permanent an starken Schmerzen, die Kinder wohnen weit entfernt, auch der Glaube hält nicht mehr –, ziehen das nüchterne *Kalkül*, dass das Weiterleben die schlechtere Alternative zum Freitod ist.

Nicht sehr leicht, aber manchmal doch, ist es möglich, *aus einem Verhalten selbst* eine Suizidalität zu erschließen: scheinbare Gleichgültigkeit, Gereiztheit, Impulsivität, Kontaktabbruch. Vor allem *auffällige Verhaltensänderungen gegenüber früher* können Hinweise sein.

Suizid wird immer wieder mit Depression in Verbindung gebracht. Das ist richtig, aber *zu kurz gegriffen.* Bei ca. der Hälfte aller Personen mit Suizidversuch ist *keine* Depression nachgewiesen. So können z. B. eingenommene Substanzen bzw. Rauschzustände die Suizidhandlung begünstigen bzw. auslösen.

Es ist richtig, *dass die Zahl der „Überlebenden" nach Suizidversuch deutlich höher ist als die Anzahl von Personen, die infolge eines Suizides versterben.* Ebenso gibt es Menschen, die schon mehrere solcher Versuche durchgeführt haben.

Aus diesen Beobachtungen leitet man oft ab, dass es sich um zwei verschiedene „Gruppen" handelt: eine Gruppe von Personen, die durch den Suizidversuch einen „Hilferuf" absetzen wollen — der sogenannte „Appell" —, und eine andere Gruppe von Menschen, die „ernsthaft" sterben möchten.

Das ist absolut vereinfacht:

Oft ist der Ausgang einer Suizidhandlung nicht so gut kontrollierbar bzw. spielt der „Zufall" eine Rolle, ob eine Suizidhandlung tödlich endet oder letztlich „nur" als Suizidversuch eingestuft wird.

Schließlich handelt es sich im Bereich des Psychischen fast nie um ein Schwarz-Weiß! Auch nicht beim Lebenswillen oder der „Todes-Sehnsucht". Die „Bilanz" bzw. die Einschätzung der eigenen Perspektiven variiert, wahrscheinlich sogar von Minute zu Minute. Darin liegt auch der Grund für das sogenannte „Ringen um die Entscheidung" — ein innerer Kampf, den man sich nicht anders vorstellen kann als äußerst quälend.

Genau hier — nämlich bei diesem „unentschiedenen Zustand" (pro-contra) — liegt die Chance, dass ein Zuspruch von Freunden das fragile Gleichgewicht positiv beeinflussen kann.

Je „greifbarer" *Suizidgelegenheiten* sind, desto mehr steigt das Risiko, insbesondere von impulshaft ausgelösten Suizidversuchen. Hierzu zählen natürlich geladene Waffen, das Vorbeifahren von Zügen, Wandern oberhalb von steilen Felswänden und Ähnliches.
In manchen Fällen kann Suizidalität *direkt* mit psychischen Erkrankungen verbunden sein: So können im Rahmen eines psychotischen Geschehens sogenannte imperative (befehlsartige) Gedanken sogar einen Suizid befehlen. Ich erinnere mich mit Schrecken an die Schilderung einer Frau, deren Mann sich vor ihren Augen mit einem „Erlösungsauftrag" von der Dachterrasse stürzte.

Selbstverständlich können auch im Rahmen von *Depressionen* schwere, drängende und fast unkorrigierbare Selbstmordideen auftreten, die dann einen zwanghaften bzw. fast wahnhaften Charakter annehmen können.

Bei diesen letzten Beispielen handelt es sich um schwere Krankheiten, bei denen eine Krankenhausaufnahme unbedingt erforderlich ist. *Es herrscht akute Gefahr!* Möglicherweise stellt sich die Krankheit als medikamentös gut behandelbar heraus, sodass die Suizidgefahr schon nach wenigen Wochen deutlich zurückgeht.
Wichtig ist immer das *Gesprächsangebot*: Vielleicht berichtet eine Person doch von persönlichen Sorgen. Dann liegen die

nächsten zu tätigenden Schritte offen vor einem. Vielleicht aber ergeben sich Hinweise auf psychische Störungen, die dann ärztliches Einschreiten verlangen bzw. in eine Psychotherapie münden können.

Natürlich wäre die Behebung *ursächlicher Bedingungen* angezeigt, und wenn es nur ein einziger Punkt von mehreren wäre. Mit der Person etwas unternehmen, Freizeit verbringen, Auswege aufzeigen, aufmuntern, fachliche Hilfe in Anspruch zu nehmen — vieles davon hilft. Nichts zu tun bedeutet ein entschieden höheres Risiko.

Wer geht schon gerne ins Krankenhaus? Im Fall von Suizidalität ist eine stationäre Aufnahme jedoch ernsthaft ins Auge zu fassen. **Patienten und Patientinnen finden – auch wenn sie sich zunächst dagegen sträuben – eine Krankenhausaufnahme häufig als Entlastung.** Nicht nur können dadurch schon krankmachende Umgebungsbedingungen wegfallen, er/sie ist dann auch von der zermürbenden Frage der Entscheidung zum Suizid befreit, selbst wenn er/sie die Handlung nur „vertagt". Alleine diese Vertagung erlaubt es wieder, an Problemlösungen zu arbeiten. Medikamente und/oder Gespräche können überdies die Situation entspannen.

Angst und Depression bei Menschen mit Wahnvorstellungen

Eine besondere Form von Angst kann auftreten, wenn Menschen unter Wahnvorstellungen leiden. Ein „Wahn" ist dadurch gekennzeichnet, dass sein Inhalt entweder – nach allem, was wir wissen – *unmöglich* ist (z. B.: „Die Vernichtungsmaschine am Mars ist auf mich gerichtet"), oder keine ausreichenden Indizien für das Vorliegen eines *durchaus möglichen* Inhaltes vorliegen (z. B.: „Der Nachbar hört mich ab"). Die betroffene Person ist dabei unkorrigierbar überzeugt von seinen berichteten – oder auch nicht berichteten (!) — Ereignissen.

Die Wahninhalte selbst können, ihrer Natur nach, große Ängste auslösen, sei es die Vernichtungsmaschine oder die Verfolgung durch den Nachbarn. Wer würde sich nicht vor einer Vernichtungsmaschine fürchten, wenn es sie denn gäbe?

Viele Reaktionen dieser Menschen — bzw. von anderen als „sonderbar" wahrgenommene Verhaltensweisen — sind aus der Sicht des Betroffenen völlig logisch und konsequent. So kann eine Frau, die sich ständig beschattet fühlt, beim Betreten ihrer Wohnung in der Nacht, darauf verzichten, Licht zu machen. Und um keinen Fehler zu riskieren (durch irrtümliches Licht-Anmachen), wird sie möglicherweise vorsorglich die Glühbirne herausdrehen.

Während es beim „bizarren" Wahn für jedermann relativ leicht ist, die Absurdität des Berichteten zu erkennen, ist das bei „einfacheren" Formen — etwa Verarmungswahn, Eifersuchtswahn ... nicht immer so leicht. Wo beginnt die „normale" Eifersucht, und wo beginnt der Wahn?

Demnach wäre es zunächst ganz wichtig, ärztlich abzuklären, in welchem Rahmen der Wahn steht: Wahn kann nämlich als Symptom bei verschiedenen Erkrankungen vorkommen, wie z. B. bei affektiven Störungen (Depression und Manie), Alkoholismus, Demenzen und Hirnschädigungen.

Dadurch, dass die betroffene Person von ihren „Beobachtungen“ absolut überzeugt ist, schließt sich eine Selbstbehandlung per definitionem aus.

Ist es trotzdem möglich, „psychologisch“ auf wahnbedingte Ängste einzuwirken?

Grundsätzlich ja, zumindest begrenzt. Zwei Warnungen seien aber vorausgeschickt: Versuche *nicht, inhaltlich zu argumentieren.* („Machen Sie sich keine Sorgen, Sie werden nicht beschattet, weil Sie weder reich noch politisch aktiv sind.“) Es könnte passieren, dass die Person jetzt einen weiteren Grund sucht, um ihre Annahmen weiter zu festigen (z. B. „Ich weiß zu viel über viele wichtige Menschen, also haben sie genug Gründe, mich „wegzuräumen.“) M. a. W.: Die Person kann auf deine Argumentation hin sogar ihren Wahn ausweiten bzw. „zementieren“.

Eine zweite wichtige Warnung betrifft die Beobachtung, dass Gesprächspartner – vielleicht sogar du, oder Psychiater und PsychologInnen — in den Wahn *einbezogen* werden. Folgende Gedankenkette einer Patientin wäre demnach möglich: „Der Psychologe streitet es ab — will also nicht, dass es bekannt wird, — wahrscheinlich steckt er selbst mit unter der Decke“.

Bleibt also die Frage, ob man in der Form von Gesprächen als Angehörige/r doch noch etwas verändern kann. Du sollst nicht den Wahn bestätigen („Ja, du wirst beschattet“), kannst aber trotzdem versuchen, die „Fronten“ (heißt: Meinungsdifferenzen) dezent aufzuweichen.

Das könnte folgendermaßen ablaufen: „Ja, es ist tatsächlich so, dass viele Menschen oft unberechenbar und seltsam sind …“ Damit erzeugt man keine direkte Opposition und das Gespräch findet eine Fortsetzung. Vielleicht so: „Viele von diesen sind launisch — heute so, morgen so", oder: „Die beschatten oft viele Menschen gleichzeitig — was ganz gut ist, weil sie dann nicht so viel Zeit für den Einzelnen haben."

Du siehst also: *Entängstigen*, indem man die Bedrohung *abschwächt*. Wenn der „Täter" als „launisch" bezeichnet wird, hat er vielleicht morgen andere Ideen; wenn viele beschattet werden, dann bin ich nicht mehr das Hauptangriffsziel etc.

Die Wahnvorstellung wird alleine dadurch *sicher nicht* weg sein, aber vielleicht abgeschwächt (Es kommt natürlich auch auf den konkreten Wahninhalt an).

Unterstützend wirken könnten auch folgende Ansätze: Wir dürfen nicht vergessen, dass ein Mensch neben seinem Wahn auch „wahnfreie Räume" hat. Vielleicht interessiert er/sie sich für Architektur oder das Bergwandern. Wenn es gelänge, *seine / ihre Gedankenwelt mehr dorthin zu lenken,* könnte man von einer wenigstens teilweisen bzw. vorübergehenden Abmilderung der Ängste ausgehen.

Dies hat sich z. B. als recht erfolgreich erwiesen, als wir einen jungen Mann in eine Hobby-Fußballmannschaft integrieren konnten (Mit dem Argument: „Zuerst müssen wir erst einmal ein paar Kilo abnehmen und trainieren!")

Eines ist natürlich auch möglich: das, was wir alle tun würden. Würden wir uns bei Bedrohung nicht verstecken? Oder gar tarnen? Das wurde für mich deutlich, als ich einen Patienten aus der Klinik im Sommer mit dicker Wollmütze und Sonnenbrille sah. Er erkannte mich und sprach mich an: „Doktor, so erkennen sie mich nicht." (Gemeint war nicht ich, sondern die Außerirdischen. Dass er unter seinen Landsleuten auffällig war, kümmerte ihn im Augenblick weniger).

Wie kann ich wissen, dass …?

39 Grad bedeuten eindeutig Fieber und laut Röntgenbild ist das Schienbein eindeutig gebrochen.

Wie aber sieht es mit meiner Depression aus? **Wie/wann weiß ich, dass ich „krank“ und „Patient“ bin?** Wir haben keine sicheren Vergleiche mit anderen, denn diese „anderen“ erzählen auch nicht gerade herum, dass sie depressiv oder phobisch sind.

An einen Mann erinnere ich mich noch: Er kam zur stationären Aufnahme, um sich wegen Depressionen behandeln zu lassen. Am nächsten Tag meldete er sich wieder ab. Was ist passiert?

„Als ich gesehen und gehört habe, was die Mitpatienten alles erzählen, da wusste ich, dass es mir eigentlich gut geht.“ So etwas ist in der Tat ungewöhnlich und selten. Es zeigt aber ein ganz spezielles Problem auf: Wo ist der Übergang von Wehwehchen zur Krankheit, oder von der Feigheit zum Heldentum, oder vom guten Selbstbewusstsein zum Größenwahn. Diese Aufzählung ließe sich fortsetzen.

Versuche ich, meinen psychischen Zustand meinen Freunden oder Eltern zu erzählen, so haben diese zu ihrer Urteilsbildung nicht viel mehr zur Hand als wiederum: meine eigene Schilderung.

Dieses Dilemma gibt es übrigens nicht nur im Bereich des Psychischen, sondern durchaus auch in der Medizin, in der Wirtschaft, in der Politik, in der Soziologie, in der Kunst etc. Wir müssen lernen, dass sich das Leben nicht so einfach auflösen lässt wie eine Gleichung mit nur einer Unbekannten. Genau diese Vielfalt, Ambivalenz und Ungewissheit macht das Leben *auch* aus.

Jetzt zäume ich das Pferd von hinten auf: Könnte man denn feststellen, ob (bei mir oder allgemein) hinreichende Gründe vorliegen, die die Entwicklung einer psychischen Störung nahelegen?

Könnte man es, dann ginge es ebenfalls ins Leere. In meiner ganzen Praxiszeit habe ich nicht eine Handvoll Menschen getroffen, wo ich mit voller Überzeugung und gutem Gewissen gesagt hätte: Hier liegen überhaupt keine Belastungen vor, die eine psychische Störung bedingen hätten könnten.

Man findet also bei fast jedem Menschen „etwas“. Abgesehen davon, dass es unmöglich ist, alle Belastungsfaktoren vollständig zu evaluieren.

Mit einem Satz: Du wirst irgendwann selbst feststellen müssen: „Eigentlich geht es mir ganz gut“, oder aber: „So möchte ich nicht weitermachen — jetzt muss ich etwas ändern.“ Anders wird es nicht gehen (falls du nicht doch dem Rat eines Freundes folgst).

ZUSAMMENFASSUNG IN STICHWORTEN

Fehlstart: Ein Selbst-Therapieversuch ohne vorherige *medizinische Abklärung* ist m. E. ein „Kunstfehler". Für viele psychische Störungen gibt es eine Reihe möglicher körperlicher Ursachen (hormonelle U., Verletzungen, Tumore).

Ob Selbstbehandlung funktionieren kann? Das sollte eigentlich keine Frage sein, wenn wir uns bewusst machen, *was wir im Leben bereits selbst geleistet bzw. an uns verändert haben.* Das wird leider oft als selbstverständlich angesehen.

Selbstbehandlung kostet Zeit und Mühe es geht nicht „nebenbei". Wenn du allerdings das lohnende Ziel — oder auch den Aufwand, den du für eine externe Psychotherapie tätigen müsstest — berücksichtigst, dann sollte es doch dafürstehen?

Jedes Verhalten, das nicht angeboren, erzwungen oder biologisch programmiert ist, muss als *gelernt* angesehen werden.

Es gibt nicht „ein" Lernen, sondern unterschiedliche Arten davon: Nachahmen, Einpauken, Versuch und Irrtum, durch (zufällige) Koppelung, über Erfolgsrückmeldungen ...

Verhalten umfasst nicht nur motorisches oder soziales Verhalten (Nägel einschlagen, freundliches Grüßen), sondern *auch innere Prozesse* (Gedanken, Gefühle, physiologische Reaktionen).

Der Mensch wird über Jahrzehnte geformt, somit ist es naheliegend, dass spätere Veränderungsprozesse ebenfalls *längere Zeit in Anspruch nehmen* können.

Depressionen und Angst sind *sehr heterogene* Zustände mit unterschiedlichsten Intensitäten. Das bedingt auch ein sehr „individualisiertes“ Vorgehen.

Ängste haben viel mehr Leben gerettet, als dass sie Leben zerstört hätten. Nicht vergessen: Wenige Kinder würden überleben, wären sie völlig angstfrei!

Auch Depressionen haben protektive (schützende) Effekte: Sie „schützen“ vor vorschnellen Entschlüssen, vor zu gewagten (abenteuerlichen) Handlungen. Depressive haben hohe Leistungsansprüche (z. B. Genauigkeit), sind einfühlsam etc.

Ängste und Depressionen *hängen sehr eng zusammen* und beeinflussen sich gegenseitig. Die Verbesserung einer Störung wirkt sich positiv auf die andere aus.

Ängste und Depressionen – unter denen viele Menschen leiden – sind meist (nicht immer!) *nur verstärkte Ausprägungen* der durchaus gesunden Zustände Ängstlichkeit und Niedergeschlagenheit.

Angststörungen und Depressionen *können jedem Menschen zustoßen,* und zwar über die gesamte Lebensspanne hinweg.

Ängste und Depressionen sind häufig *Ursachen und Folgen weiterer Störungen*: Zwänge, Alkoholismus, Wahnvorstellungen etc. So kann z. B. eine Bakterienphobie zu zwanghaften Waschhandlungen führen.

Eine sehr *genaue Analyse* meines Verhaltens ist für Veränderung wesentlich (z. B. Was ist Ursache, was Folge?).

Ängste und Depressionen sind sowohl medikamentös als auch psychotherapeutisch recht *gut beeinflussbar.*

Psychotherapie ist (neben dem Versuch einer Selbstbehandlung) auf alle Fälle ernsthaft in Betracht zu ziehen, wenn negative Gefühle, wie Depressivität, Selbstunsicherheit, Ängste etc., überhand nehmen.

Der Mensch versucht, seinen Ängsten auszuweichen — was ihn zu tausenderlei Arten des Vermeidungsverhaltens führt.

Vermeidung ist der beste Garant dafür, dass Ängste bestehen bleiben.

Auch als Klient oder Klientin einer extern durchgeführten Psychotherapie wird man sich letztlich *selbst verändern* müssen.

Wesentliche Voraussetzung für ein geglücktes Leben (d. h. positive Befindlichkeit, Ausgeglichenheit) ist die Fähigkeit, sich *selbst zu erkennen.*

„Geistiges Unterdrücken" von Verhalten/Gedanken kann zum *gegenteiligen Effekt* führen: zur Zunahme dieser Symptome (Ironic processing).

Es gehört viel Mut dazu, sich ernsthaft zu hinterfragen, denn häufig kommt man darauf, dass es letztlich an einem selbst liegt, warum so manches aus dem Ruder gelaufen ist.

Emotionen entstehen u. a. *aus Konflikten zwischen fixierten Einstellungen*: „Ich möchte gerne ein Auslandssemester machen" und „Ich möchte gerne bei meiner Tochter bleiben."

Manche Ängste sind stärker verbreitet als andere: Die Evolution hat eine Vorauswahl getroffen (preparedness).

Ein Großteil unseres „Denkens" funktioniert automatisch: *Reflexartige Antworten* haben sich bewährt (Hammer-Nagel etc.), bergen aber auch ein Fehlerrisiko.

Die natürliche Ausstattung des Menschen kennt viele segensreiche Regulationsmechanismen (z. B.: Blutstillung nach Verwundung). Ebenso die *Stimmungsregulation.*

Depressive neigen dazu, die Verantwortlichkeit für Erfolge anderen zuzuschieben, während sie sich selbst gerne die Verantwortlichkeit für Misserfolge behalten (Kausalattributionen).

Depressive Menschen sind *gute Beobachter* und verfügen daher über viele Qualitäten (z. B. Sozialverhalten u. a. m.). Das Problem besteht in der Initiativelosigkeit.

Die „depressive" Passivität (Antriebs- und Initiativelosgkeit, Interessensverlust) führt dazu, dass sie nicht die psychisch notwendige Menge an Zuwendung und Erfolg erhalten („Verstärkerverlust").

Wenn jemand eine bestimmte Motivation hat — z. B. Rauchen aufzuhören —, es aber trotzdem nicht tut, dann deshalb, weil eine noch stärkere Motivation für diese „Gegenrichtung" existiert.

Alle Menschen haben *„Leitsätze"* verinnerlicht: leider nicht immer zu ihrem Vorteil (z. B. „Das steht mir nicht zu"). Diese Leitsätze sind ihnen häufig *nicht bewusst.*

Eine hilfreiche Zusammenstellung problematischer „Leitsätze“ hat der Psychologe Albert Ellis vorgestellt.

Die „Zwiebel“ kann ein sehr hilfreiches Modell sein, eigenen Widersprüchen auf die Spur zu kommen, die letztlich für psychische Probleme verantwortlich sind.

Ein Spezialfall von Ängsten sind die sog. *Fehlschlagängste* (Fehler zu machen, sich zu blamieren). Es sind — im Gegensatz zu Objektängsten und sozialen Ängsten — genau genommen Ängste vor sich selbst (vor dem eigenen Verhalten).

Es gibt *Grenzen der Selbstbehandlung.* Bei Suizidalität, Ängsten und Depressionen im Kontext von Psychosen, und natürlich bei unmittelbarer Gefahr, sind sofort externe Hilfen einzuleiten (Psychiater, Krankenhaus).

Auch dem sogenannten *Appell-Suizid* unterliegt ein Wunsch. zu sterben.

Burn-out ist eine ernst zu nehmende psychische Störung, die im Allgemeinen auf problematische Arbeitsbedingungen zurückgeführt wird.

Burn-out ist ein Warnsignal dafür, dass sich manche sozialen Prozesse (wirtschaftlicher Wettbewerb, individuelle Arbeitsbelastung etc.) am Menschen vorbei entwickelt haben.

Selbstbehandlung und externe Therapie können durchaus parallel laufen — es würde aber sicher Sinn machen, sich bei dieser Gelegenheit gleich mit dem/der Therapeuten/in abzusprechen.

„Echte" therapeutische Übungen sind „programmiert", d. h. aus einer Analyse hergeleitet, geplant, und werden wiederholt durchgeführt. Das steht im klaren Kontrast zu Geschehnissen, die im Alltag „sowieso" stattfinden (z. B. im Geschäft Kunden bedienen etc.).

Generalisierte Ängste stellen eine Sondergruppe dar. Im Gegensatz zur (monosymptomatischen) Phobie existiert hier ein starkes, meist „ungerichtetes" Angstgefühl, das auch die Sorge über „jeden und alles" enthält.

Am erfolgreichsten sind Selbsttherapien (und nicht nur diese!), wenn sie ausführlich schriftlich geplant, dokumentiert und ausgewertet werden.

„Schriftlich denken!" Denken besteht oft aus sehr flüchtigen Assoziationen, man kommt rasch vom eigentlichen Thema ab. Daher ist es gut, Gedankensätze schriftlich zu formulieren.

Es ist gar nicht leicht zu erkennen, ob die eigenen Ängste oder Depressionen *die Intensität einer Krankheit* aufweisen. Mitmenschen verstecken ihre Probleme — und so fehlen uns die Vergleiche.

Versuche als Erstes, *deine positiven Seiten hervorzukehren*: für dich selbst. Du musst sie selbst als Erstes anerkennen.

Mache deine therapeutischen Fortschritte (durchgeführte Übungen, etc.) *sichtbar*. Das ist notwendig für eine bessere „Abspeicherung" und unmittelbar für das Selbstwertgefühl.

Wenn du mit Mühe bestimmte „Angstübungen" (z. B. Supermarkt zur Stoßzeit o. Ä.) geschafft hast, dann *wiederhole diese Übung baldmöglichst.* Auch die Angst erholt sich! — bis dein Organismus endgültig „weiß", dass keine Angst angezeigt ist.

Fehlende *soziale Fertigkeiten* können relativ leicht gelernt werden: meistens durch Beobachtung.

Ist Angst der wesentliche Grund für mangelhaftes Sozialverhalten, so kann das nach dem für Angst angezeigten Ansatz der Konfrontationstherapie recht gut korrigiert werden.

Achtsamkeit bedeutet eine erhöhte Selbstaufmerksamkeit durch Entspannung und sensible Wahrnehmung. Das Ziel ist eine erhöhte Empfindsamkeit für Vorgänge in und außerhalb von mir, eine erhöhte Zuwendung und Sensibilität für andere Menschen.

Eine wichtige Grundfunktion und Voraussetzung für soziale Interaktion ist die *flexible Aufmerksamkeitslenkung.*

Bilder (erfreuliche wie schockierende) berühren uns tiefer als Worte und können therapeutisch genutzt werden.

Unsere Erinnerungen („Gedächtnis") liegen nicht wie in einer Schublade im Gehirn, sondern *werden immer neu hergestellt.* Darauf basiert auch, dass unsere Erinnerungen sich über die Zeit erheblich wandeln können.

Spezifisches Abspeichern konkreter Erlebnisse im Gedächtnis schützt vor Depression.

Wenn du mit deinem / deiner TherapeutIn keine *gute Beziehung* findest, ist es bestimmt kein Fehler, den / die TherapeutIn zu wechseln.

Medikamente können sehr hilfreich sein. Sie schließen ja nicht aus, dass du zusätzlich andere Wege (Gespräche, Therapie, Kündigung?) einschlägst.

VERZEICHNIS VERWENDETER BEGRIFFE

Abwehrmechanismen: „Eingebaute" psychologische Mechanismen, die für einen Ausgleich zwischen unvereinbaren Ansprüchen sorgen (z. B. zwischen Keuschheitsgelübde und sexuellem Verlangen). Der bekannteste A. von allen ist die „Verdrängung".

Achtsamkeit: Aus dem Buddhismus kommendes, meditationsartiges Training zur sensorischen Sensibilisierung; Erhöhung der „Awareness".

Affektiv: Affektive Störungen sind Störungen des Gemütes, d. h. der Gefühle, der seelischen Befindlichkeit. Depressionen (auch Manien) werden hier zugerechnet.

Agitiertheit: Während depressive Menschen häufig ruhig und antriebslos bleiben, gibt es auch die Möglichkeit, dass sie motorisch und geistig unruhig und getrieben wirken.

Arbeitsgedächtnis: Wird unterschieden von anderen Gedächtnisformen (wie Langzeitgedächtnis, Schmerzgedächtnis). Das A. wird benötigt, um komplexe Aufgaben lösen zu können. Typisch hierfür wäre die Zwischenspeicherung von Teilsummen beim Kopfrechnen.

Assoziation: Bedeutet eine „Verknüpfung" von Gedächtnisinhalten. Eine weithin bekannte A. besteht darin, dass den meisten Menschen zu „Eiffelturm" das Wort „Paris" einfällt. Ohne funktionierende A. wären wir in einem Chaos von Begriffen verloren.

Assoziatives Netzwerk: Die Gesamtheit verknüpfter Begriffe im Gedächtnis. Das A. N. ist teilweise kulturell übereinstimmend aufgebaut, zum Teil auch sehr individuell. Allgemein: „rot — stopp"; individuell: „Angelika — Allergie".

Aufmerksamkeitslenkung *(engl. Attentional Switch)*: Beschreibt das Phänomen der (bewussten und unbewussten) Aufmerksamkeitssteuerung. Beispielsweise wird man vor einem wichtigen Termin seine Aufmerksamkeit immer wieder vom spannenden Buch auf die Uhr (und zurück) lenken, um den Termin nicht zu versäumen.

Autobiografisches Gedächtnis (bzw. episodisches Gedächtnis): Fasst persönlich Erlebtes in einem (Teil-)Gedächtnis zusammen. Beispiel: Meine Erinnerung an den Sturz mit meinem neuen Fahrrad an meinem Geburtstag.

Burn-out: Begriff, der im letzten Viertel des letzten Jahrhunderts aufkam und als Paradefall für die „Entstehung einer Krankheit" angesehen werden kann. B. ist eine depressionsähnliche psychische Störung, deren wesentliche Ursachen im beruflichen Überengagement bei gleichzeitiger Abwertung in der Berufsausübung gesehen werden.

Diagnose: Name einer umschriebenen Krankheit, die sich aus mehreren Symptomen zusammensetzt. D. werden meist nach festen Regeln gestellt.

Double-bind: Zwei sich widersprechende Botschaften werden gleichzeitig „gesendet", sodass der Empfänger nicht wirklich entschlüsseln kann, was nun wahr ist (z. B. Verbales und Nonverbales widersprechen sich).

Episode: Krankheiten zeigen oft charakteristische Verläufe. So ist es für eine bestimmte Form von Depression typisch, dass sie (einmalig oder wiederholt) für mehrere Monate in Erscheinung tritt und wieder verschwindet. Auch: Phase.

Generalisierte Ängststörung: „Breites" Angstgefühl (im Gegensatz zur monosymptomatischen Phobie); entweder zahlreiche Angstobjekte oder nicht gerichtete Angst; häufiges „Sich-Sorgen" um andere.

Grübeln (Ruminieren): Bekanntes kognitives Symptom im Rahmen einer Depression. Grübeln wurde in den letzten

Jahren auch als Ursache für die Entstehung und Aufrechterhaltung einer Depression verantwortlich gemacht.

Halluzination: Störung der Wahrnehmung: Man sieht, hört, riecht, fühlt etwas — was objektiv nicht vorhanden ist (im Gegensatz zur illusionären Verkennung).

Illusionäre Verkennung: Etwas objektiv Vorhandenes (z. B. ein Hydrant) wird falsch wahrgenommen (z. B. als Kind).

Interaktion: Üblicherweise die verbale und nichtverbale Kommunikation zwischen Menschen. In einem weiteren Verständnis wird darunter aber auch das Zusammenwirken von Kräften (Faktoren, Eigenschaften) verstanden, was – ähnlich einer Legierung – qualitativ Neues ergibt.

Ironic processing: Bezeichnet das vielfach nachgewiesene psychische Phänomen, dass die versuchte Unterdrückung eines Verhaltens zum gegenteiligen Ergebnis – zu dessen Anstieg – führt.

Kasuistik: Hierbei wird eine einzige Person (Krankheitsfall) ausführlich untersucht und beschrieben.

Klaustrophobie: Sich in engen Räumen aufhalten zu müssen, verursacht bei Menschen Ängste.

Kognition: Umfassender Begriff für alle Denkvorgänge, die von der Wahrnehmung bis zur Speicherung im Gedächtnis und dem Wiedererinnern reichen.

Konfrontation: *Im therapeutischen Kontext* wird darunter die Gegenüberstellung mit einer üblicherweise vermiedenen Situation (Gegenstand etc.) verstanden. PatientInnen sind angehalten, nicht zu vermeiden, sondern die Situation „auszuhalten“. Dies führt zur Angstreduktion.

Overlearning: Ein Lernen in mehr Durchgängen als unbedingt notwendig gewesen wären.

Persönlichkeitsstörung: Hier handelt es sich um „Verlängerungen“ der bekannten „normalen“ Persönlichkeitstypen in

Richtung „klinischer Ausprägung" (z. B. zwanghafte Persönlichkeit, depressive Persönlichkeit, etc.)

Phase: Ähnlich wie Episode: zeitlich begrenztes, (wiederholtes) Auftreten einer Erkrankung; z. B. einer Depression.

Phobie: Erhöhte Angst vor einem bestimmten Gegenstand, vor Situationen oder Menschen. Meist ist die Angst so stark ausgeprägt, dass die Person danach trachtet, die Situation (Gegenstand, Menschen) bzw. die Angst davor zu vermeiden.

Psychopathologie: Lehre von der Störung seelischer Prozesse.

Psychotherapie: Die Anwendung wissenschaftlich überprüfter Methoden bei Menschen mit psychischen Störungen durch dafür ausgebildete Personen.

Remission (Spontanremission, Rückbildung): Sind die therapeutischen Bemühungen um eine Heilung von einer psychischen Störung erfolgreich, so wird dies als Remission bezeichnet. Eine Heilung ohne therapeutisches Zutun wird als Spontanremission bezeichnet.

Resilienz: Die Widerstandskraft gegen Traumatisierungen. Erstaunlich wenige Menschen erleiden Traumata — die anderen sind offenbar dagegen „immun".

Ruminieren (siehe Grübeln)

Suizid: Selbsttötung. Bewusst gesetzte Handlung, die zum eigenen Tod führt.

Symptom: Ein „Zeichen" (z. B. Fieber), das auf das Vorliegen einer bestimmten Krankheit verweist.

Symptomverschiebung: Es wird beobachtet, dass nach dem Verschwinden einer Krankheit („Therapieerfolg") eine andere Krankheit auftritt. Dabei wird unterstellt, dass beiden Krankheiten eine gemeinsame Ursache zugrunde liegt.

Typicality: Ein Verhalten wird beherrscht, jedoch unter ganz spezifischen Situationsbedingungen (bei Sonne, ohne Zuschauer ...).

Ursachenzuschreibung (Attribution): Beschreibt die Tendenz von Menschen, sich Ereignisse und Zustände zu erklären. Beispiel: Ich habe die Prüfung nicht geschafft, *weil* der Lehrer mich nicht mag.
Verhaltenssteuerung: Die absichtsvolle Steuerung des Verhaltens geschieht vom Stirnhirn aus. Dabei werden z. B. (Zwischen-)Schritte eines komplexen Ablaufes festgelegt oder Entscheidungen getroffen.
Verhaltenstherapie (VT): Wenn ein andauerndes Verhalten nicht angeboren oder erzwungen ist, dann muss es „erworben" sein, egal ob es sich um „dysfunktionales" oder erfolgreiches Verhalten handelt. In der Psychologie wird der „dauerhafte Erwerb" neuen Verhaltens als „Lernen" bezeichnet. VT versucht nun mit Methoden, die auf „Lernen" basieren, in Kooperation mit den PatientInnen das Verhalten zu verändern.
Verlauf (Spontanverlauf): Viele der psychischen Störungen weisen charakteristische Verläufe auf (z. B. „depressive Phasen", „schizophrene Schübe", zunehmende Demenz).
Vermeidung: Kurzfristig wirksamer Versuch der Angstbeherrschung. Man sagt Verpflichtungen ab, „verdrängt", schickt „Ersatzleute", reduziert die Angst durch Alkohol etc. Längerfristig führt Vermeidung eher zur Steigerung der Phobie.
Vulnerabilität: Verletzbarkeit, Verwundbarkeit; Disposition für psychische Störungen.
Wahn: Wahn ist eine inhaltliche Denkstörung. Die „subjektive Gewissheit", die „Unmöglichkeit des Inhalts" und die „Unkorrigierbarkeit der Vorstellung durch Erfahrung" gehören zu den sogenannten „Wahnkriterien".
Wahrnehmung: W. ist weit mehr als nur die korrekte Übernahme von Reizen durch unsere Sinnesorgane, sondern ent-

hält komplexe kognitive Vorgänge der Selektion, Bewertung, (Um-)Organisation etc.

Zwang: Die betroffene Person hat Gedanken oder wiederholt Verhaltensweisen, die von ihr selbst als unsinnig angesehen werden. Solche Zwangsgedanken bzw. Zwangshandlungen kommen häufig gemeinsam vor.

Zwangshandlungen: Betroffene Personen müssen Handlungen (z. T. sehr häufig) wiederholen: Herdplatte kontrollieren oder Händewaschen.

Bemerkung in eigener Sache:

Vor diesem Buch schrieb ich ein anderes: *„Wege aus dem Irrgarten der Gefühle"* (ISBN 978-3-902964-10-6, ebenfalls: Mackingerverlag). Dort werden basale und allgemeinere Dinge abgehandelt: Wer bestimmt eigentlich, was psychisch krank ist; über Persönlichkeitstypen ...

Je nach Vorkenntnis wäre dieses erste Buch eventuell noch vor diesem zweiten zu lesen.

Clemens Bergh